Demandt • Bewährte Kräuter für die Katzenwellness

AF140253

Anja Demandt

Bewährte Kräuter für die Katzenwellness

23 alte Hausmittel im Porträt

plus Basiswissen zur Kräuterkunde

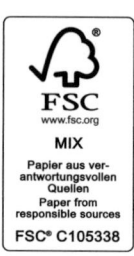

Bibliografische Information der Deutschen Nationalbibliothek:
Die Deutsche Nationalbibliothek verzeichnet diese Publikation in der
Deutschen Nationalbibliografie; detaillierte bibliografische Daten sind
im Internet über http://dnb.dnb.de abrufbar.

Die automatisierte Analyse des Werkes, um daraus Informationen
insbesondere über Muster, Trends und Korrelationen gemäß
§44b UrhG (»Text und Datamining«) zu gewinnen, ist untersagt.

Verlag: BoD • Books on Demand GmbH, In de Tarpen 42, 22848 Norderstedt
Druck: Libri Plureos GmbH, Friedensallee 273, 22763 Hamburg

ISBN 978-3-7322-9655-2

Inhalt

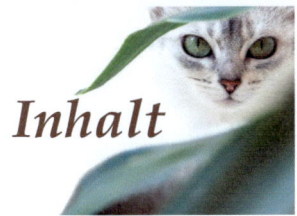

V. Erprobte Anwendungen

VI. Anhang

I.
Einleitung

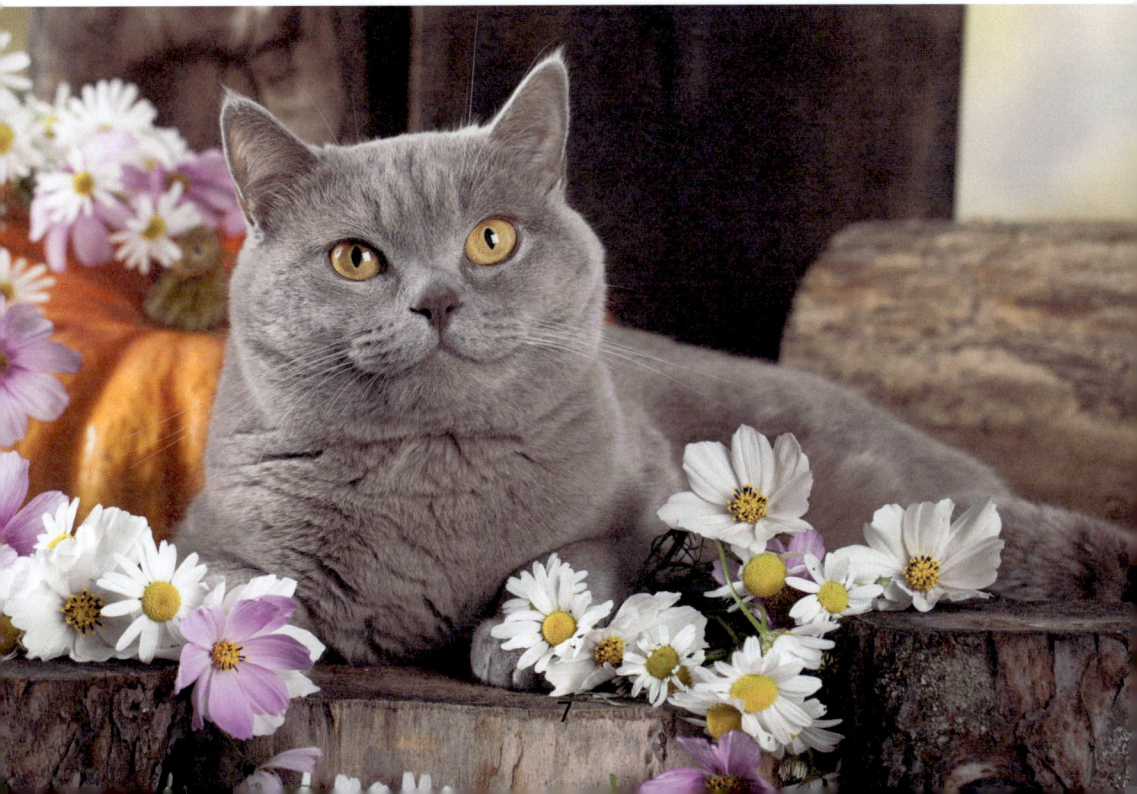

Die Natur hält zahlreiche Pflanzenschätze rund um Gesundheit und Wohlergehen bereit – auch für unsere samtpfotigen Familienmitglieder.

Zuweilen sind es vertraute Pflanzen des alltäglichen Lebens, die wir KatzenfreundInnen zwar als Kräuter und Gewürze kennen, deren bekömmliche »Geheimnisse« uns jedoch verborgen bleiben.
Mitunter handelt es sich um Gewächse, deren Namen uns heute nur nicht mehr geläufig sind, da sie von anderen Heil- und Gartenkräutern verdrängt worden sind.
Und stellenweise mag es auch an mangelnder Vertrautheit mit der uns umgebenden Pflanzenwelt oder der Naturheilkunde und ihrem ganzheitlichen Ansatz liegen, dass wir bislang zugunsten der Minitiger gewonnene Einsichten und Erkenntnisse außer Acht lassen.

Doch Katzen reagieren sehr feinsinnig auf Umweltreize – positiver wie auch negativer Art. Infolgedessen akzeptieren unsere Stubentiger nur zu gerne die Hilfestellung einzelner Naturheilverfahren und sprechen alsbald darauf an.

Mithilfe meines Ratgebers erfahren Sie in dem Zusammenhang das Wichtigste über verschiedene althergebrachte Hausmittel, dank deren Inhaltsstoffe Sie Ihrer Mieze auch (oder gerade?) in unserer modernen Zeit eine adäquate Unterstützung zuteilwerden lassen können.

Gerne lade ich Sie deshalb zu einer Entdeckungsreise in den bemerkenswerten Kosmos der Heilkräuter und Hausmittel für die Katzenwellness ein.

II.
Basiswissen Kräuterkunde

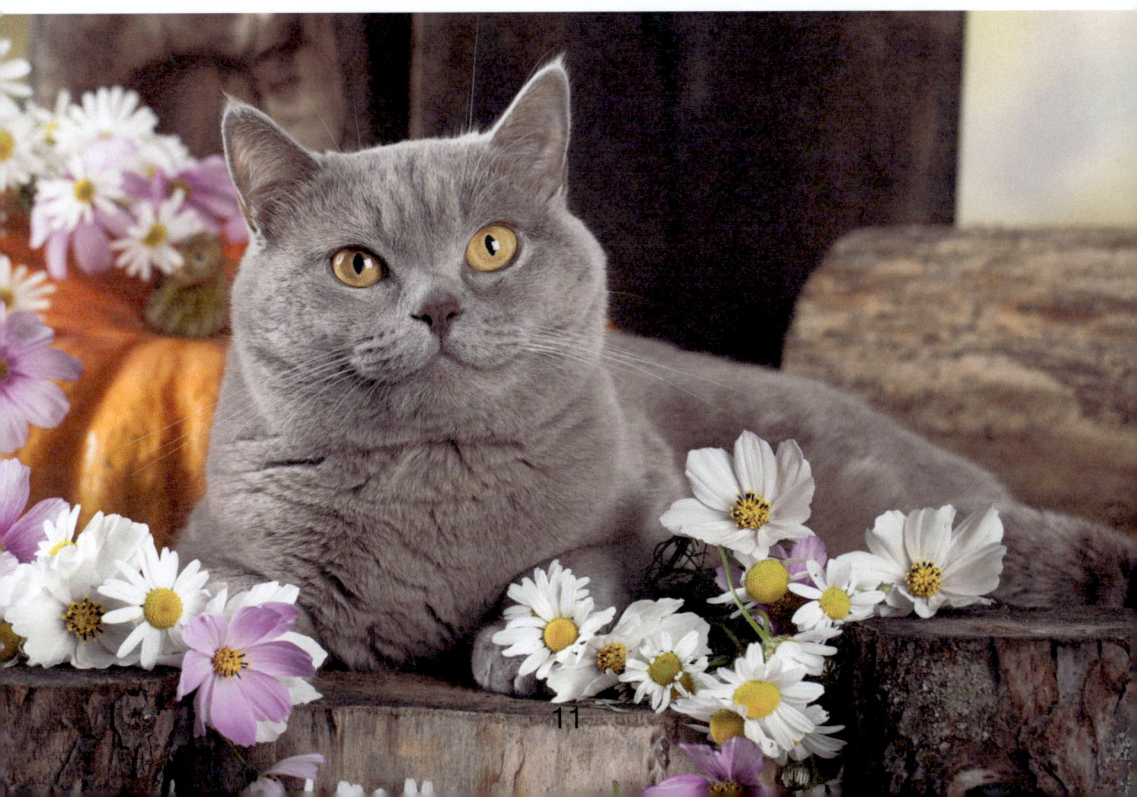

II.I Pflanzenheilkunde – was ist das?

Mit dem Begriff der Pflanzenheilkunde wird die Anwendung von Pflanzen beziehungsweise einzelner Pflanzenteile und deren Zubereitung zu medizinischen Heilzwecken charakterisiert.

Als Phytotherapie ist sie ein bedeutender Bestandteil der Naturheilkunde, da sich die Wirkungsweise der eingesetzten Pflanzenstoffe wissenschaftlich nachweisen lässt.
Die sogenannte Kräuterkunde als traditioneller Bestandteil der Volksheilkunde oder Volksmedizin basiert hingegen auf Bräuchen, überliefertem Wissen und individuellen Erfahrungswerten.

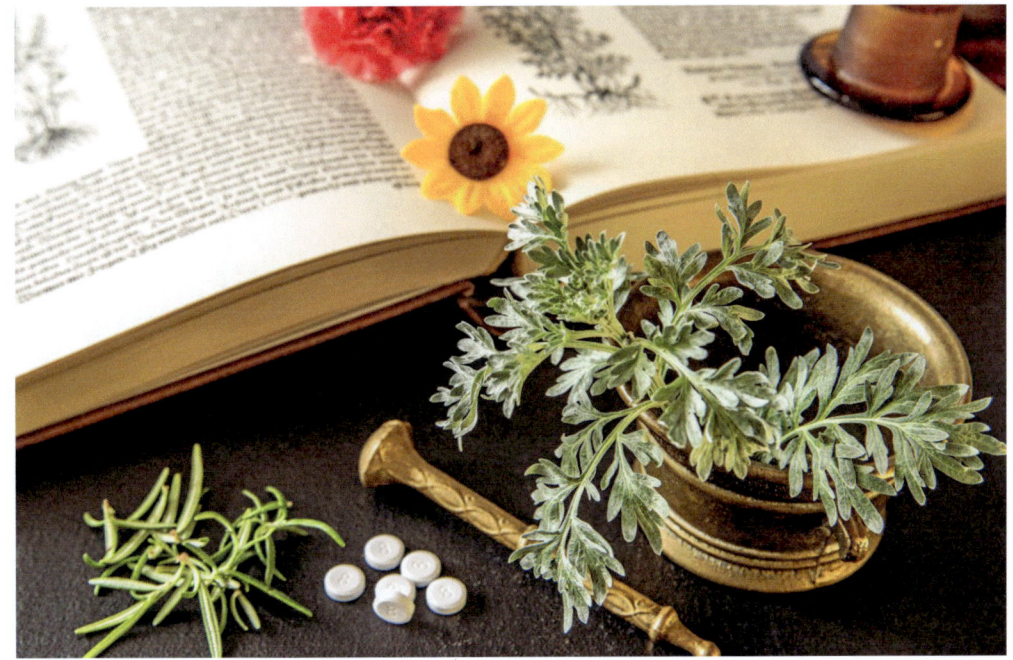

II.II Die Geschichte der Kräuterkunde

Die Kenntnisse und das Geschick rund um die wohltuenden Effekte von Naturkräutern gehören mit zu den ältesten Überlieferungen der Menschheit. Und so ist es nicht verwunderlich, dass auch unsere Vorfahren im Mittelalter um den Nutzen vieler wild wachsender Pflanzen wussten und sich ihrer gezielt bedienten:

Neben der Herstellung von Stoffen (Brennnessel ▶ Nesselstoff) und deren Kolorierung (Färber-Hundskamille ▶ kräftiges Gelb, Gemeine Goldrute ▶ helles Gelb, Schafgarbe ▶ zartes Gelb) verwendeten sie die Gewächse als Haushaltshelfer (Zinnkraut ▶ Putzmittel Metallgefäße, Seifenkraut ▶ Seifenersatz), Schönheitsmittel (Färber-Hundskamille ▶ Haarfarbe) oder zur Gewinnung von Lebensmitteln (Echtes Labkraut ▶ Käseherstellung).

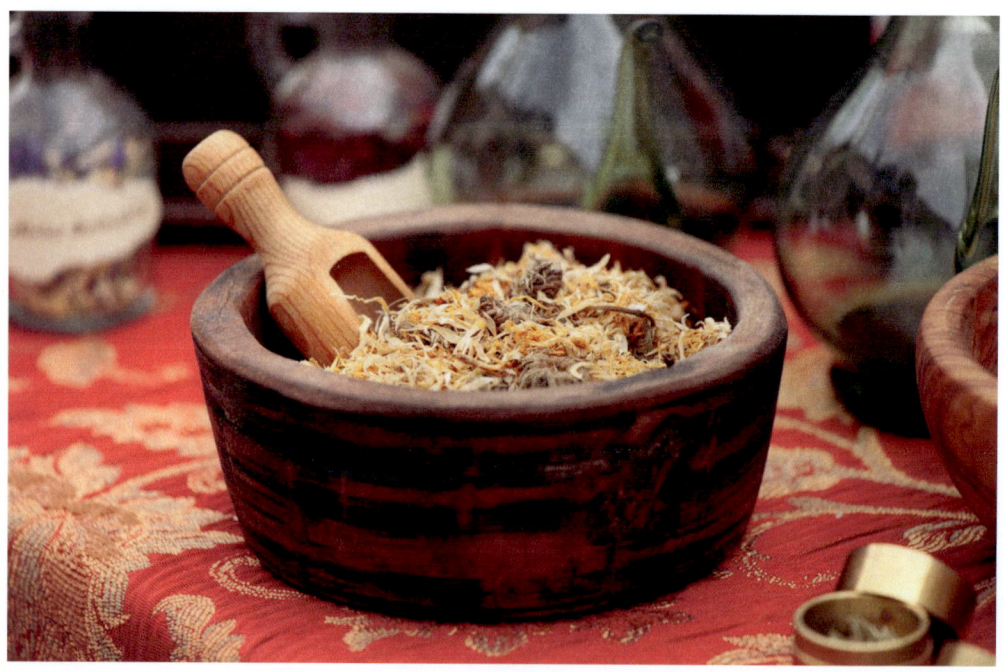

Doch erst mit der Ansiedelung von Klöstern im Rahmen der Christianisierung formte sich die Tradition der Kultivierung von Heil- und Nutzpflanzen. Insbesondere die Benediktinermönche haben sich in dem Zusammenhang durch ihr Engagement um die Klostergärten verdient gemacht. Beispielsweise stellte der heilige Benedikt von Nursia (480 bis 547) seinen Benediktinermönchen neben dem bekannten »ora et labora et lege« auch strenge Regeln für den Anbau von Gemüse und Kräutern auf.

Mit fortschreitender Verbreitung des Christentums mehrten sich zugleich die Kontakte der pflanzenkundigen Klosterbrüder zur Landbevölkerung. Neben Erfahrungen konnten auf dem Weg auch Saatgut und Pflanzenmaterialien ausgetauscht werden. Infolge veränderten die Frauen des Bauernstands daher vermutlich nach und nach die Bepflanzung ihrer Gärten und passten sie dem neu gewonnenen Wissen an.

Ganz allmählich vollzog sich infolgedessen die Entwicklung vom reinen Gemüsegarten hin zum Bauerngarten mit Nutz- und Zierpflanzen.

Hippokrates von Kos (5. Jahrhundert vor Christus), Hildegard von Bingen (1098 bis 1179) oder Paracelsus (1493 bis 1541) sind in diesem Zusammenhang nur einige jener bekannten Persönlichkeiten, die sich für die Pflanzenwelt und deren kraftspendenden Eigenschaften interessierten.

Viele dieser gesammelten Erfahrungen wurden im Laufe der Zeit wichtige Bestandteile europäischer Arzneibücher.

Mit dem Aufkommen der Naturwissenschaften im Laufe des 18. Jahrhunderts und einer sich immer stärker der Aufklärung verpflichtenden Wissenschaft veränderte sich das Interesse an der Volksheilkunde und entwickelte sich hin zur verstärkten Anwendung pharmazeutischer Medikamente.

Erst im Laufe der letzten Jahre sind die jahrhundertelang eingebürgerten Einsichten über Heilpflanzen und deren Effekte wieder in den Fokus der naturheilkundlich interessierten Öffentlichkeit gerückt.

II.III Katzen, Kräuter, Aberglaube

Ähnlich der schwarzen Katze, die unheilverheißend von links nach rechts laufend unseren Weg kreuzt, existieren auch über Pflanzen beziehungsweise Kräuter vergleichbar interessante Aussagen und Geschichten.

Sie entstammen zumeist dem frühen Mittelalter; jener Zeit, in welcher die Menschen der festen Überzeugung waren, höhere Mächte beeinflussen das Schicksal. Unerklärliche Gewalten, die etwa neben dem Wetter auch über das Geschick des Einzeln, einer Familie oder eines Volkes herrschen. Diese Kräfte konnten nach Überzeugung der damaligen Bevölkerung durch Segen oder Fluch, Bilder und Symbole, Riten, Amulette oder Talismane beeinflusst werden.

Für jeden Bereich des Lebens wurde so eine Deutung des scheinbar Unerklärlichen gefunden.

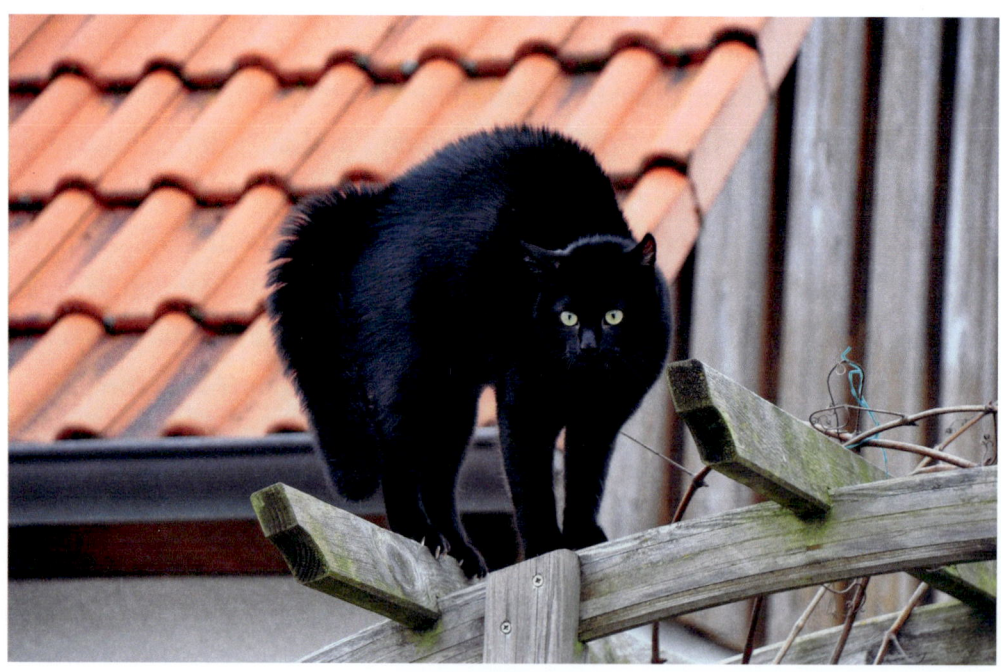

Beispielsweise seien Tiere in der Lage, durch ihr Verhalten kommendes Geschehen nicht nur vorauszusagen, sondern sogar auszulösen. Wie etwa jene Konstellation, in welcher das Unwetter einsetzt, kurz nachdem sich eine Katze ausgiebig die Pfote geputzt hat. Um sich vor derartigen Ereignissen und den möglichen Konsequenzen zu schützen, trugen die Menschen dann bei Bedarf ein Säckchen mit stark duftenden Kräutern am Leib. Typische »Schutzpflanzen des Aberglaubens« sind neben Beifuß und Oregano das Johanniskraut oder die Schafgarbe.

Neben der Schutzfunktion gegen das Böse sollen Pflanzen auch zu Glück und Erfolg verhelfen können. Dazu zählen die Sonnenblume, der Rosmarin und der Thymian.

Besonderes Augenmerk hatte der Aberglauben immer schon auf jene Pflanzen, die Resultate in Liebesangelegenheiten verheißen.

Dementsprechend wurden »Liebeselixiere« gemischt, um sich eine Person zu Willen zu machen, versprachen »Zaubertränke« die ewige Treue des unzuverlässigen Ehegatten und Kräuterbeigaben in der Wäsche sollten Kinderreichtum schenken oder einen günstigen Ehebund stiften.

Neben bekannten Pflanzen für einen »Liebeszauber« wie Ringelblume, Lavendel, Salbei oder Basilikum experimentierten die damaligen »Kräuterweiblein« auch mit »Zauberpflanzen« anderen Kalibers wie Aronstab, Herbstzeitlose oder Tollkirsche (allesamt Giftpflanzen).

Übrigens beruht die Klassifikation des Aberglaubens im späten Mittelalter auf einer Art Gegenbewegung im Laufe der Christianisierung.

Mit ihr sollte nach Meinung der Kirche das nichtchristliche Volk weg vom heidnischen Bekenntnis mit Amuletten, Zauberei und heiligen Orten hin zur »wahren Glaubenslehre« des Evangeliums gebracht werden.

Dennoch wird auch nach durchgeführter Missionierung vielerorts an traditionell überlieferten Meinungen und Bräuchen als sogenanntem Volksglaube festgehalten.

II.IV Geheimnisvolle Inhaltsstoffe

Doch was lässt eine Pflanze erst zu einer sogenannten Heilpflanze werden? Woraus ergeben sich ihre scheinbar »wundersamen Kräfte« und wie lassen sich diese im Hinblick auf Prophylaxe und Wellness einsetzen?

Alle Formen der Pflanzenheilkunde greifen grundsätzlich immer auf die ganze Pflanze – dem Kraut – oder auch einzelne Pflanzenteile in Form von Samen, Wurzeln, Rinden, Blättern oder Blüten zurück.

Anders als etwa die Aromatherapie mit ätherischen Ölen verwendet sie keinen aus der jeweiligen Pflanze herausgelösten Einzelstoff.

Durch die vollständige Verwendung der Pflanze und damit des komplett in ihr vorhandenen Stoffgemischs erweitert sich der Einsatzbereich einer Heilpflanze um ein Vielfaches.

Folglich unterstützt eine derart sachkundig aufbereitete Pflanze mit ihrer Wirkstoffkombination in Gänze immer umfassender als ein (womöglich chemisch) hergestelltes Einzelmittel.

Dabei unterliegen die nützlichen pflanzlichen Inhaltsstoffe natürlichen Schwankungen, zu deren Auslösern unter anderem das Klima, der Standort oder der Erntezeitpunkt gehören.

Desgleichen beeinflussen neben dem gewählten Lagerort sowohl die Form der Gewinnung als auch die anwendergerechte Aufbereitung des pflanzlichen Ausgangsmaterials den Gehalt und die Qualität der Inhaltsstoffe.

Schlussendlich resultieren hieraus auch die unterschiedlich ausgeprägten Wirkungsweisen beziehungsweise die Symptomkomplexe, für welche einzelne Pflanzen wie etwa der Echte Lavendel (Lavandula officinalis) eingesetzt werden können.

Zu den wichtigen pflanzlichen Inhaltsstoffen gehören

Alkaloide

Als Hauptwirkstoff sind dies zumeist sehr stark beeinflussende Inhaltsstoffe, die riskant für die Katzenwellness und demgemäß für den Gebrauch als Hausmittel völlig ungeeignet sind.

Bekannte Vertreter sind Atropin (Tollkirsche), Colchizin (Herbstzeitlose) oder auch Morphin (Schlafmohn).

Als Nebenwirkstoff hingegen unterstützen sie die wohltuenden Effekte der anderen pflanzlichen Inhaltsstoffe.

Ätherische Öle

Die in einer Pflanze oder ihren »Ölbehältern« eingeschlossenen ätherischen Öle sind durchweg wohlriechende, leicht flüchtige Substanzen, die jedoch im Wasser nicht oder nur wenig löslich sind. Für die Pflanzenheilkunde finden ausschließlich jene Pflanzenteile Verwendung, deren Gehalt an Ölen mit 0,1 bis hin zu 10 Prozent besonders hoch ist.

Das trifft insbesondere auf die Vertreter der botanischen Familien Korbblütler, Lippenblütler und Doldengewächse zu.

Flavonide

Als Sammelbegriff steht die Bezeichnung für im Pflanzenreich weit verbreitete, jedoch verschiedenste Stoffe mit einer gleichen chemischen Grundstruktur. Allerdings unterscheiden sich die physikalischen und chemischen Eigenschaften der Flavone untereinander, weshalb eine einheitliche Wirkung nicht zuzuordnen ist.

Dennoch sind sie der Literatur zufolge unzweifelhaft am bekömmlichen Geschehen im Herz-Kreislaufbereich oder Verdauungstrakt aktiv beteiligt.

Bitterstoffe

Eine große Anzahl an Pflanzen zeichnet sich aus durch das Vorhandensein jener bitter schmeckenden Inhaltsstoffe, die schlussendlich ihre Heilkraft auslösen:

✳ Amara tonica

Reine Bittermittel regen intensiv die Magensaftsekretion an und kräftigen darüber hinaus das Allgemeinbefinden.

Pflanzen wie Enzian oder Tausendgüldenkraut sind typische Hausmittel aus dieser Gruppe.

✳ Amara aromatica

Sie enthalten neben den reinen Bitterstoffen auch ätherische Öle und schmecken daher aromatisch-bitter.

Solche Bittermittel ergänzen den Einsatzbereich von Armara tonica, da sie neben den tonisierenden und verdauungsfördernden Effekten auch wohltuend für den Darm und das Funktionieren von Galle und Leber sind. Dank der ätherischen Öle wird Amara aromatica auch antibakterielle und antiparasitäre Effekte zugesprochen. Außerdem sind sie harntreibend.

Beifuß und Schafgarbe sind bekannte Pflanzen dieser Gruppe.

✳ Amara acria

So werden jene Bitterstoffe bezeichnet, die zusätzlich Scharfstoffe enthalten und folglich herb und scharf schmecken. Derartige Bittermittel finden sich eher in ausländischen Kräutern wie Ingwer oder Pfeffer denn in unseren einheimischen Heilpflanzen.

Gerbstoffe

Im pharmazeutischen Sinne sind das jene pflanzlichen Inhaltsstoffe, die an Haut oder Schleimhaut gebundene Eiweiße in widerstandsfähige, unlösliche Stoffe überführen. Aus dieser Eigenschaft ergibt sich auch ihre Unterstützung, da das verletzte Hautgewebe durch die Gerbstoffe den angesiedelten Bakterien als Nährboden entzogen wird.

Heidelbeeren zum Beispiel enthalten Gerbstoffe als Hauptbestandteil.

Glykoside

Streng genommen handelt es sich bei der häufig verwendeten Bezeichnung um einen Sammelbegriff für jene pflanzlichen Inhaltsstoffe, die sich unter Wasseraufnahme, auch Hydrolyse genannt, in Nicht-Zucker und Zucker aufspalten. Erst die Nicht-Zucker, die Aglykone, bestimmen dann die unterstützenden Effekte einer Pflanze.

Im Pflanzenreich weit verbreitet, zeichnen sich diese Stoffe durch ihre Vielfalt und zugleich die Verschiedenheit ihrer Einflussnahme aus.

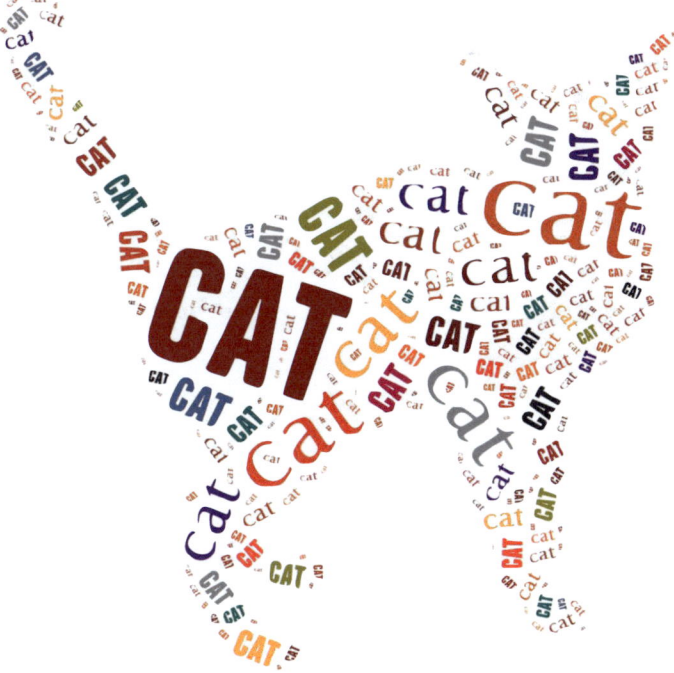

Kieselsäure

Vertreter der Pflanzenfamilien Poales (Gräser), Boraginaceae (Rauhblatt-gewächse) und Equisetaseae (Schachtelhalme) nehmen aus dem Boden reichlich Kieselsäure auf und lagern sie im Protoplasma ab, also den Zell-membranen oder der Zellsubstanz.

Kieselsäure ist ein unentbehrlicher Bestandteil etwa des Bindegewebes, der Haut und der Haare und Nägel. Folglich gleichen an Kieselsäure reiche Pflanzen ein eventuell in der Nahrung enthaltenes Defizit an Kieselsäure beziehungsweise deren wasserlöslichen Salzen, den Silikaten, aus.

Gern greift die Kräuterkunde in dem Zusammenhang auf den Ackerschach-telhalm in verschiedensten Anwendungsformen zurück.

Saponine

Diese pflanzlichen Glykoside (siehe Seite 21) kennzeichnen vielerlei Eigen-schaften: gemeinsam mit Wasser bilden sie einen haltbaren Schaum, ver-mischen und stabilisieren Öl und Wasser miteinander und befördern den Blutfarbstoff aus den roten Blutkörperchen heraus (hämolytische Wirkung).

Saponine eignen sich gut als Schleimlöser, da sie in den Bronchien festsit-zendes zähes Sekret verflüssigen. Dieses kann im Folgenden leicht(er) abgehustet werden.

Auch das neu gebildete Sekret profitiert von der Oberflächenaktivität der Saponine, da es störungsfrei abtransportiert wird.

Darüber hinaus zeichnen sich einige Saponine durch ihre wassertreiben-den Eigenschaften aus. Als Blutreinigungskuren im Frühjahr oder Herbst, bei rheumatischen Beschwerden oder gegen Hautunreinheiten kommen sie zum Einsatz.

Des Weiteren beeinflussen heilpflanzliche Saponine die Aufnahme anderer Inhaltsstoffe in den Organismus und somit deren Ausmaß an Hilfestellung.

Schleimstoffe

Hierbei handelt es sich um kohlenhydrathaltige Stoffe, die im Wasser stark aufquellen und folglich eine fadenziehend-träge Flüssigkeit abgeben.

Dieser Schleim legt sich als feiner Film um die Schleimhäute und mildert beziehungsweise schützt sie so bei lokalen Reizungen.

Die hustenstillenden Eigenschaften der Schleimstoffe zeigen sich, wird der Husten durch Reizzustände im Rachen, am Kehlkopfeingang oder im Kehldeckel ausgelöst.

Zwar sind Schleimstoffe in der Pflanzenwelt weit verbreitet, doch nur wenige Arten wie Eibisch, Malve oder Isländisch Moos beinhalten eine ausreichend hohe Menge für die direkte Nutzung. Geringere Mengen an Pflanzenschleimen leisten hingegen gute Dienste, indem sie die Intensität anderer pflanzlicher Inhaltsstoffe unterstützen.

Vitamine, Mineralien, Spurenelemente

Nur unvollständig wäre meine Auflistung, fehlten die sogenannten essentiellen Inhaltsstoffe der Pflanzen.

Als Nährstoffe sind sie für eine Vielzahl von Abläufen im Organismus verantwortlich:

Sie bilden das Gerüst des Körpers in Form von Knochen, Bindegewebe und Zähnen, bauen Zellstrukturen auf, liefern Bausteine für körpereigene Hormone und Enzyme, aktivieren Stoffwechselprozesse und beeinflussen neben dem Wasserhaushalt auch die Funktion der Körperorgane.

Bei einem Mangel an Mineralstoffen, Spurenelementen und Vitaminen und daraus resultierendem Unwohlsein sind Zubereitungen aus Kräutern mit diesen Inhaltsstoffen ein (zusätzlicher) Weg, den Organismus mit dem Fehlenden zu versorgen.

Sanddorn und Hagebutte sind Beispiele zusätzlicher Vitaminlieferanten.

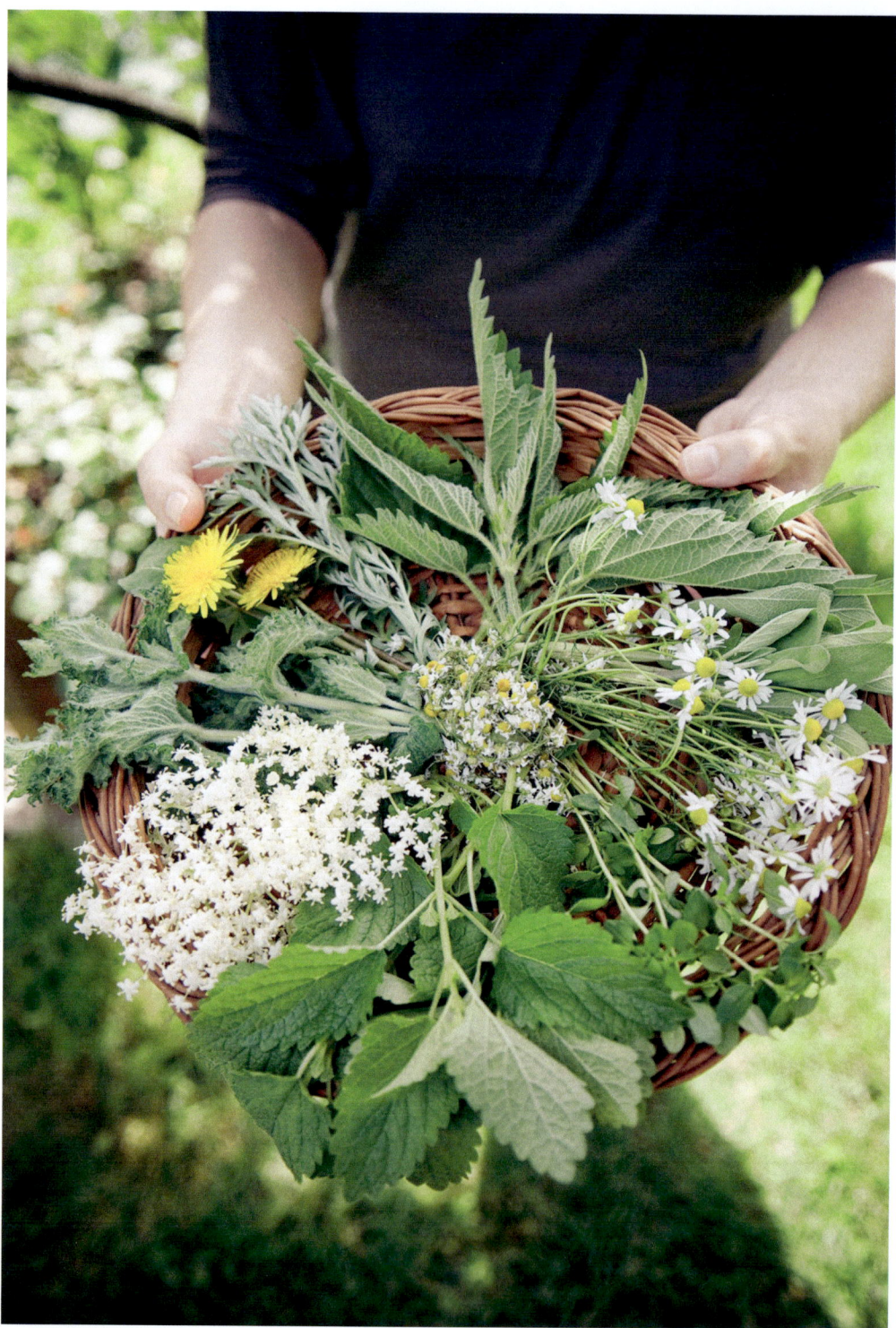

II.V Kräuter eigenhändig sammeln

Grundvoraussetzung, Heilkräuter in der freien Natur zu sammeln, ist das sichere und verwechslungsfreie Bestimmen der jeweiligen Pflanze.

Der beste Zeitpunkt, Ihren Sammelausflug zu starten, ist ein niederschlagsfreier Vormittag. Er gewährleistet Ihnen das Vorfinden von geeignet trockenem Pflanzenmaterial.

Verwenden Sie ausschließlich eine Baumwolltasche oder einen Korb zum Sammeln – in Plastiktüten schwitzen die Kräuter und werden schlecht.

Achten Sie darauf, nur saubere Pflanzen mitzunehmen.

Bündeln Sie die Pflanzenteile zum Trocknen (siehe Abbildung Seite 27) oder breiten Sie sie auf einer geeigneten Unterlage aus.

Während des Trocknungsprozesses behält das Heilkraut weitestgehend seine Farbe – braun oder sogar schwarz gewordene Pflanzen sind nicht mehr zu gebrauchen und müssen aussortiert werden.

Lagern Sie anschließend die Kräuter dunkel in einem luftdicht schließenden Behältnis, zum Beispiel aus Glas oder einem anderen, lebensmittelechten Kontaktmaterial.

Verzichten Sie im Interesse des Naturschutzes und des Erhalts der Artenvielfalt möglichst auf das Sammeln von Wildkräutern und -pflanzen in der freien Natur.

Pestizidfrei selbst gezogenes oder in der Apotheke erworbenes Pflanzenmaterial ist ebenso dienlich.

Zusätzlich gewährleistet es Ihnen den gewünschten Effekt, da botanische Verwechslungen ausgeschlossen sind.

Sammelkalender

Pflanze	Pflanzenteil	Sammelzeit
Ackerschachtelhalm	Kraut	Mai–Juli
Aloe	Blätter	Ganzjährig
Arnika	Blüten	Juni–August
	Wurzel	Oktober
Augentrost	Blühendes Kraut	Juni–Oktober
Beinwell	Wurzelstock	März–Mai
		Oktober–Dezember
Berufkraut	Blühendes Kraut	Juli/August
Brennnessel	Kraut	Mai/Juni
Brombeere	Blätter	Mai/Juni
	Früchte	August–Oktober
Eibisch	Blüten	Juni
	Blätter	August–Oktober
	Wurzel	September–November
Fenchel	Frucht	Juli/August
Hauswurz	Blätter	März–Oktober
Holunder	Blüten	Juni/Juli
	Blätter	Mai–Juni
	Reife Beeren	August–Oktober
Johanniskraut	Blühendes Kraut	Juni/Juli
Kamille	Blüten	Mai/Juni
Lavendel	Blüten	Juni–September
Löwenzahn	Wurzel & Kraut	März–Mai
Melisse	Kraut	Mai–August
Petersilie	Kraut	Mai–Oktober

Sammelkalender (Fortsetzung)

Pflanze	Pflanzenteil	Sammelzeit
Ringelblume	Blüten	Juni–Oktober
Rosmarin	Blätter	Juni–August
Salbei	Kraut	April–Juni
Schafgarbe	Blüten	Mai/Juni
	Blätter & Früchte	Juli–September
Sonnenhut	Wurzel & Kraut	März–April

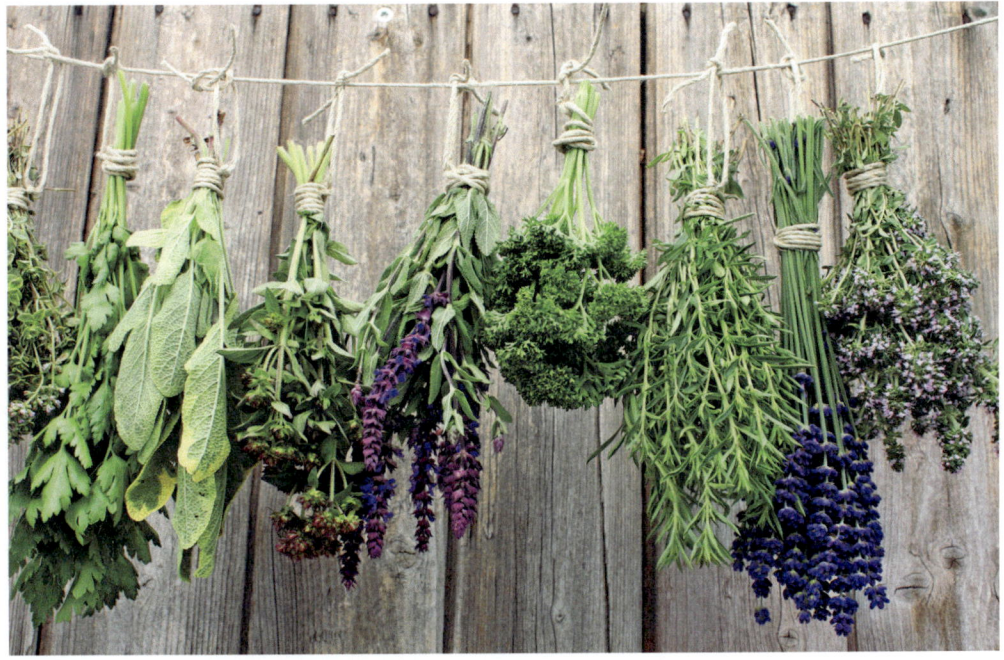

Was sammle ich idealerweise wann?

Blüten	ernten Sie zu Beginn der Blütezeit
Blätter/Kraut	ernten Sie vor und während der Blütezeit
Früchte	pflücken Sie zum Zeitpunkt der Reife
Wurzeln	graben Sie im zeitigen Frühjahr oder im Herbst aus

II.VI Den eigenen Kräuteranbau verwirklichen

Ist Ihnen das Sammeln wild wachsender Kräuter zu unsicher oder zu aufwändig? Sind Sie NaturliebhaberIn und verfügen über einen Balkon, eine Terrasse oder einfach nur ein helles Küchenfenster?

Oder träumen Sie als GartenbesitzerIn schon länger von einem romantischen Bauerngarten, einem Duft-Kräutergarten, dem Nutzgarten mit Kräuter- und Gemüsebeeten, einer Kräuterspirale, einem eigenen Kräuterbeet? Dann ist jetzt womöglich der genau passende Zeitpunkt gekommen, Ihren Traum von der eigenen Kräuteroase in die Realität umzusetzen.

Welche Pflanze wo?

Glücklicherweise haben Kräuter überwiegend nur einen geringen Platzbedarf und sind recht unkompliziert in Haltung und Pflege, berücksichtigen Sie einige grundsätzliche Anforderungen an Standort und Bodenbeschaffenheit der jeweiligen Pflanze:

So favorisiert der Lavendel sandige, wasserdurchlässige, nährstoffarme Böden, während andere mediterrane Kräuter wie beispielsweise Salbei oder auch Rosmarin eher nährstoffreichem, gut entwässerndem Lehmboden den Vorzug geben.

Thymian oder Fenchel dagegen gedeihen auf beiden Böden gut.

Beinwell oder Liebstöckel bevorzugen zugegebenermaßen gärtnerisch eher anspruchsvolle, tonige Böden als Wachstumsgrundlage.

Minzen wie auch Baldrian und Bärlauch lieben stattdessen wasserundurchlässige, staunasse Böden.

Welche Pflanze mit wem?

Ähnlich wie unsere Samtpfoten vertragen sich auch Kräuter und Nutzpflanzen nicht unbedingt problemlos untereinander.

Auch hier gilt es, mit Fingerspitzengefühl eine passende und harmonische »Vergesellschaftung« durchzuführen.

Entsprechend sollten Sie bereits beim Kauf auf Besonderheiten in Bezug auf den künftigen Standort und die Nachbarschaft der Pflanze achten.

Der Gartenbetrieb Ihres Vertrauens wird Sie gern beraten, welche Kräuter sich für den Standort Ihrer Wahl und Ihre Gestaltungsideen eignen.

Pflanze	Tipps zur passenden Gesellschaft
Beinwell	Solitärpflanze, da ausladend im Wuchs
Kamille	Dill, Kerbel, Majoran, Schnittlauch
Lavendel	Solitärpflanze, altert ausladend im Wuchs
Melisse	Allrounder, fördert Wachstum und Üppigkeit
Petersilie	Dill, Erdbeere, Schnittlauch
Ringelblume	Bodenverbesserer, Vorliebe für Erdbeeren
Rosmarin	Basilikum
Salbei	Bohnenkraut, Oregano
Thymian	alle mediterranen Kräuter bis auf Majoran

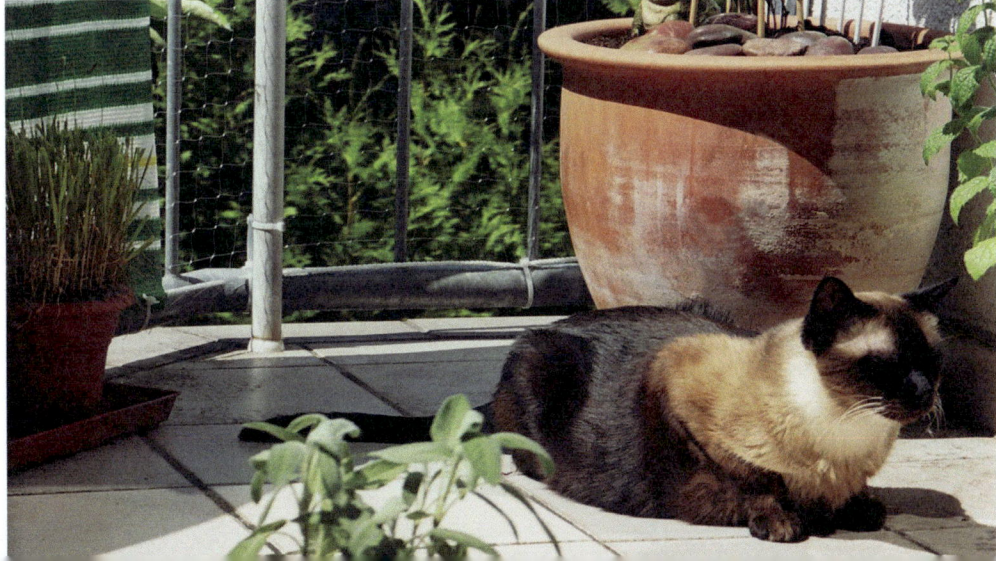

Praxistipp Kräuterspirale

Nicht nur für »Kräuterweiblein« ist die Kräuterspirale, auch Kräuterschnecke genannt, ein besonderer Anziehungspunkt und Blickfang im heimischen Garten:

Zum einen hat die Kräuterspirale den Vorteil, sich gestalterisch allen Standorten in Durchmesser, Höhe oder auch Optik ausgezeichnet anpassen zu können.

Des Weiteren ermöglicht sie jedem Garten- und Naturfreund, aus der Vielfalt der Pflanzenwelt frei auszuwählen – von den Kräutern der trockenen, mediterranen Regionen bis hin zu den Pflanzen aus feuchten Biotopen können so zahlreiche Arten angesiedelt und bestmöglich kultiviert werden.

Von der ansprechenden Optik einer überlegt gestalteten und liebevoll kultivierten Anlage erst gar nicht zu reden.

Zudem bietet die Kräuterspirale als Ökosystem der besonderen Art unzähligen Insekten und Amphibien einen idealen Lebensraum.

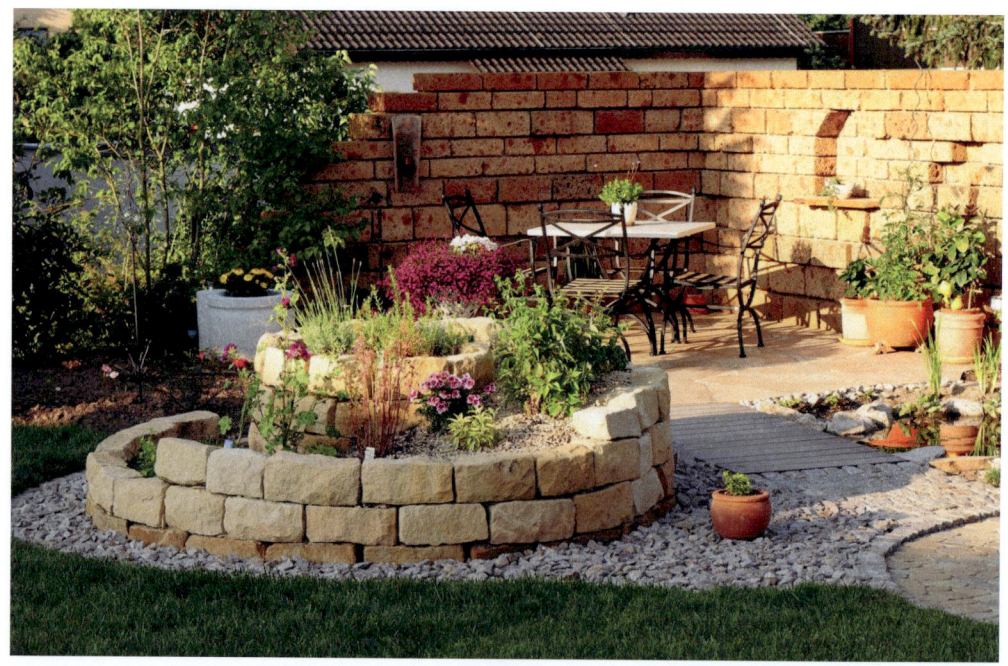

Planen Sie, in Ihrem Garten eine Kräuterspirale anzulegen, so entscheiden Sie sich möglichst für einen geschützten und sonnigen Standort. Berücksichtigen Sie bei der Platzwahl einen Durchmesser von drei Metern, besser noch vier Metern.

Im Zentrum der abgesteckten Fläche errichten Sie einen Steinhügel, welcher als Drainage und Wärmespeicher dienen wird. Von diesem Mittelpunkt aus bauen Sie anschließend aus den Naturmaterialien Ihrer Wahl eine sich nach Süden öffnende Spirale, die in einen Miniteich mündet.

Alternativ stellt Ihnen der Handel auch fertige Bausätze zur Verfügung.

Befüllen Sie im nächsten Schritt das Zentrum und die Windungen der Spirale mit Gartenerde oder relativ nährstoffarmen Mischboden.

Je nach Art der Bepflanzung Ihrer Kräuterschnecke sollten Sie den unteren, mehr noch den mittleren Teil der Spirale entsprechend mithilfe von Komposterde anreichern.

So entstehen in fließendem Übergang vier Zonen (Wasser-, Feucht-, Normal- und Trockenzone), in denen Sie die individuellen Wachstums- und Pflegebedingungen Ihrer Kräuterfavoriten berücksichtigen können. Achten Sie dabei auf ein ausgewogenes Verhältnis der Pflanzen untereinander.

* Bepflanzen Sie Ihre Kräuterspirale zur Mitte hin mit höher wachsenden Arten.
* In der Trockenzone gedeihen Kamille, Salbei, Lavendel, Thymian und Rosmarin ideal.
* In der großzügig berücksichtigten Normalzone finden Pflanzen wie Arnika, Melisse oder Fenchel gute Lebensbedingungen.
* Petersilie, Schnittlauch, Sauerampfer, Schlüsselblume, Minze und Frauenmantel fühlen sich in der Feuchtzone wohl.
* Feuchtigkeitsliebende Pflanzen wie die Brunnenkresse freuen sich über einen Standort am Fuß der Kräuterspirale (Wasserzone).

III.
Natur-
heilkräuter
für die
Samtpfote

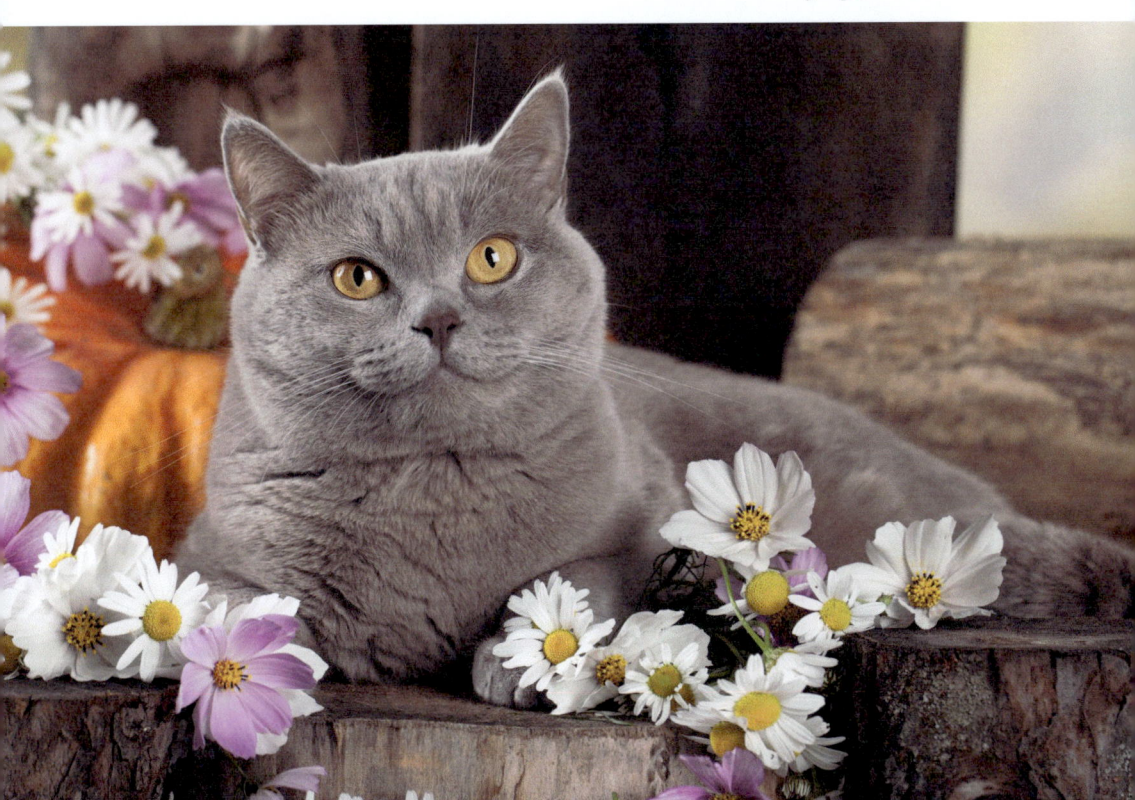

III.I Heilkräuter wie aufbereiten?

Es gibt verschiedene Extraktionsmethoden, die wertvollen und wohltuenden Inhaltsstoffe einer Pflanze herauszulösen und zu erhalten.

In diesem Kapitel erfahren Sie mehr darüber.

In dem Zusammenhang habe ich besonderen Wert darauf gelegt, dass Sie die Art der Aufbereitung zu allen im Buch genannten Hausmitteln in Form eines katzengerechten Grundrezeptes vorfinden.

Des Weiteren ersehen Sie in jedem Kräuterporträt unter dem Stichwort »Anwendung« einen Hinweis auf die jeweils geeigneten Methoden.

Tee

I) Aufguss

Das ist eine Form des Tees, die sich besonders für zarte Pflanzenteile wie Blätter oder Blüten eignet.

Gießen Sie dazu 2 bis 3 Teelöffel der getrockneten Heilpflanze mit einem Viertelliter kochenden Wassers auf. Lassen Sie die Mischung 10 Minuten ziehen und seihen Sie die Zubereitung anschließend ab.

Greifen Sie hingegen auf frisch geerntete Kräuter zurück, erhöht sich die benötigte Pflanzenmenge um etwa das Doppelte, da frische Pflanzen zu einem Großteil aus Wasser bestehen.

Ein Aufguss kommt nur im abgekühlten Zustand zur inneren Anwendung.

Soll ein Aufguss ausschließlich äußerlich eingesetzt werden, beispielsweise als Spülung, Umschlag, Kompresse oder Packung, verstärken Sie ihn, indem Sie die verwendete Pflanzenmenge verdoppeln oder das Gemisch entsprechend länger ziehen lassen.

II) *Dekokt*

Alle harten Pflanzen beziehungsweise ebensolche Teile wie Rinden oder Wurzeln benötigen eine andere Art der Teeaufbereitung.

Legen Sie dazu die Pflanzenteile vor der Verarbeitung mehrere Stunden in kaltes Wasser.

Kochen Sie anschließend die Pflanzenbestandteile in demselben Wasser etwa 20 Minuten auf kleiner Flamme und lassen das Gemisch anschließend noch etwa 10 Minuten ziehen. Danach abgießen/filtern.

Dekokt sollten Sie bevorzugt für alle äußerlichen Anwendungen einsetzen.

III) *Kaltauszug*

Aus Pflanzen mit Schleimstoffen oder einem hohen Gehalt an Gerbstoffen gewinnen Sie den Tee, indem Sie die Pflanzen in kaltem Wasser ansetzen und über Nacht stehenlassen (siehe nebenstehende Abbildung).

Nach dem Abgießen/Abseihen durch ein Sieb ist der Auszug fertig zum sofortigen Gebrauch.

Ein Kaltauszug ist auch unter der Bezeichnung »Mazerat« bekannt.

Tinktur

Übergießen Sie etwa zwei Hände voll frischer oder getrockneter Kräuter in einem Gefäß mit 70-prozentigem Alkohol.

Lassen Sie die Mischung an einem dunklen Standort etwa 2 Wochen verschlossen stehen, wobei Sie die Zubereitung circa alle 2 Tage aufschütteln.

Danach die Mischung durch ein dünnes Baumwolltuch pressen und in eine Braunglasflasche zwecks Aufbewahrung abfüllen.

Gut gelagerte Tinkturen sind für ein paar Jahre haltbar.

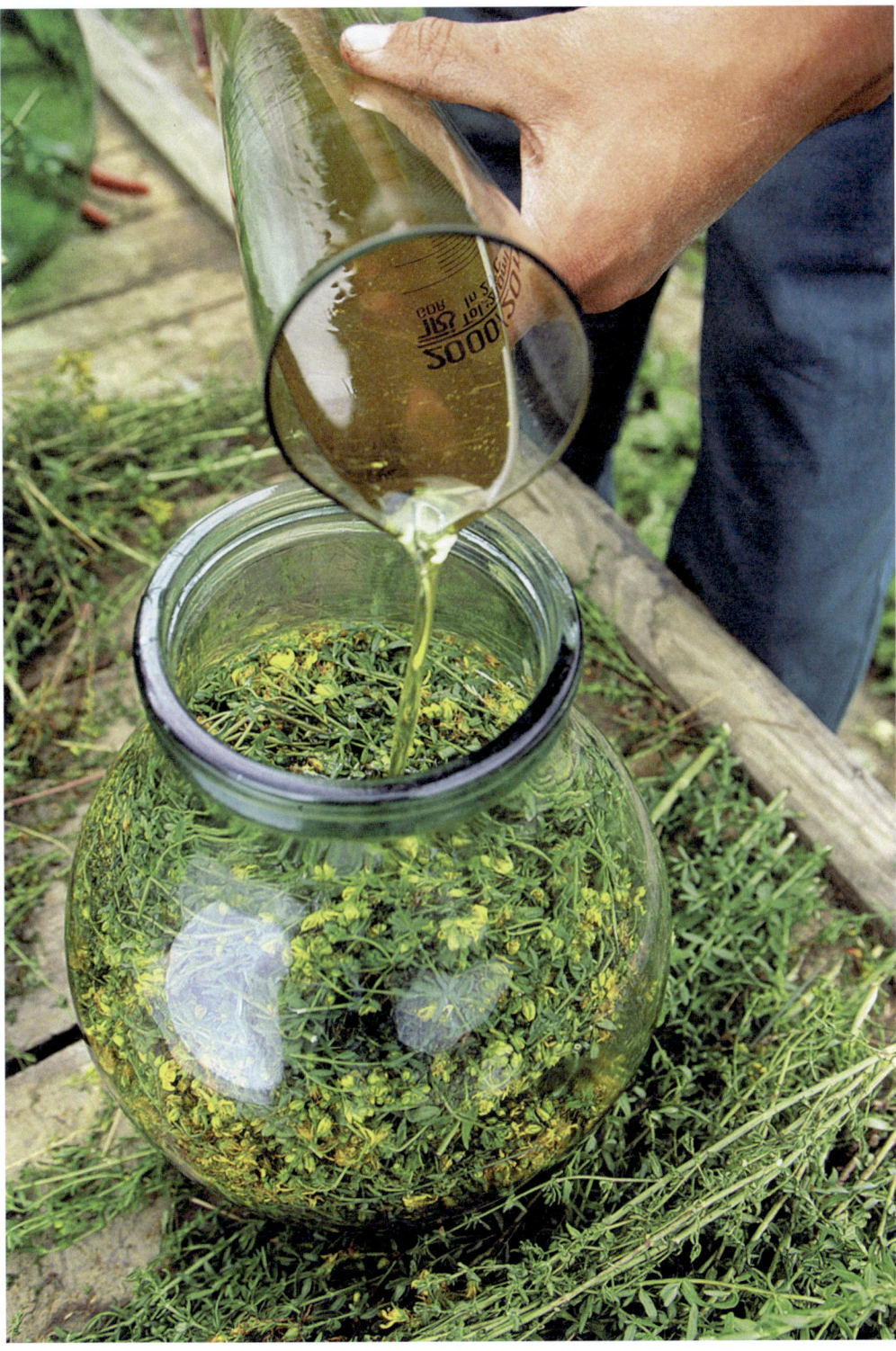

Salbe

Bringen Sie 250 Gramm Vaseline bei geringer Hitze zum Schmelzen.

Geben Sie anschließend eine Handvoll Naturheilkräuter hinzu und lassen Sie das Ganze bei geringer Wärme circa 10 Minuten ein wenig köcheln.

Seihen Sie die Mischung dann durch ein dünnes Baumwolltuch ab und füllen die jetzt noch flüssige Salbe in ein oder mehrere passende Aufbewahrungsgefäße um.

An einem kühlen Ort verfestigt sich die Salbe und ist einige Monate haltbar und gebrauchsbereit.

Je nach Art des kätzischen Unwohlseins können Sie die Salbe zusätzlich durch 2 Teelöffel Honig ergänzen, der das Abklingen etwaiger Beschwerden unterstützt.

Kraut

Schneiden oder hacken Sie frische beziehungsweise mörsern Sie getrocknete Pflanzenteile möglichst klein und geben sie anschließend einfach mit unter das Katzenfutter.

Presssaft

Lassen Sie die frischen Kräuter, grob geschnitten, gut 10 Minuten in Wasser schwimmen.

Geben Sie anschließend die Kräuter mit etwas Wasser in den Entsafter und pressen Sie als Nächstes den gewonnen Pflanzensaft durch ein dünnes Baumwolltuch.

Den frisch hergestellten Presssaft sollten Sie unmittelbar nach der Gewinnung verbrauchen.

III.II Verabreichungsempfehlungen

Grundsätzlich können Naturheilkräuter sehr vielseitig eingesetzt werden: Einige Darreichungsformen stehen sowohl für die innerliche als auch eine äußerliche Anwendung zur Verfügung, andere sind ausschließlich für einen Gebrauch bestimmt.

Hier eine Übersicht für Sie:

Darreichung	innerlich	äußerlich
Aufguss	✓	✓
Kräuterpulver/Futterzusatz	✓	
Presssaft	✓	
Salbe		✓
Tinktur	✓	✓

Teilen Sie dabei ein nach Alter oder auch Gewicht des Stubentigers:

Alter/Gewicht	Aufguss	Futterzusatz	Tinktur
Kitten/Jungtier	2 x täglich ¼ TL	1 x täglich ¼ TL	3 x 1 Tropfen
erwachsene Katze (bis zu 4 Kilogramm Körpergewicht)	2 x täglich 1 TL	1 x täglich 1 TL	3 x 2 Tropfen
erwachsene Katze (mehr als 4 Kilogramm Körpergewicht)	2 x tgl. 1-2 TL	1 x tgl. 1-1,5 TL	3 x 3 Tropfen

Dosierlegende:
TL = Teelöffel / tgl. = täglich

III.III Tipps zur Anwendung

Die Hürde, welche es nun zu überwinden gilt, ist die mangelnde Kooperation vieler Stubentiger im Hinblick auf die äußere Anwendung oder auch hinsichtlich Manipulationen an ihrer Nahrung oder dem Trinkwasser.

Alle meine nachfolgenden Empfehlungen können daher nur grundsätzlicher Art sein.

Andererseits bin ich jedoch sehr optimistisch, dass Sie katzengerecht und zwanglos Wege finden werden, Ihre verstimmte Samtpfote zumindest zur Duldung wenn nicht gar zu einer Form der Akzeptanz zu bewegen.

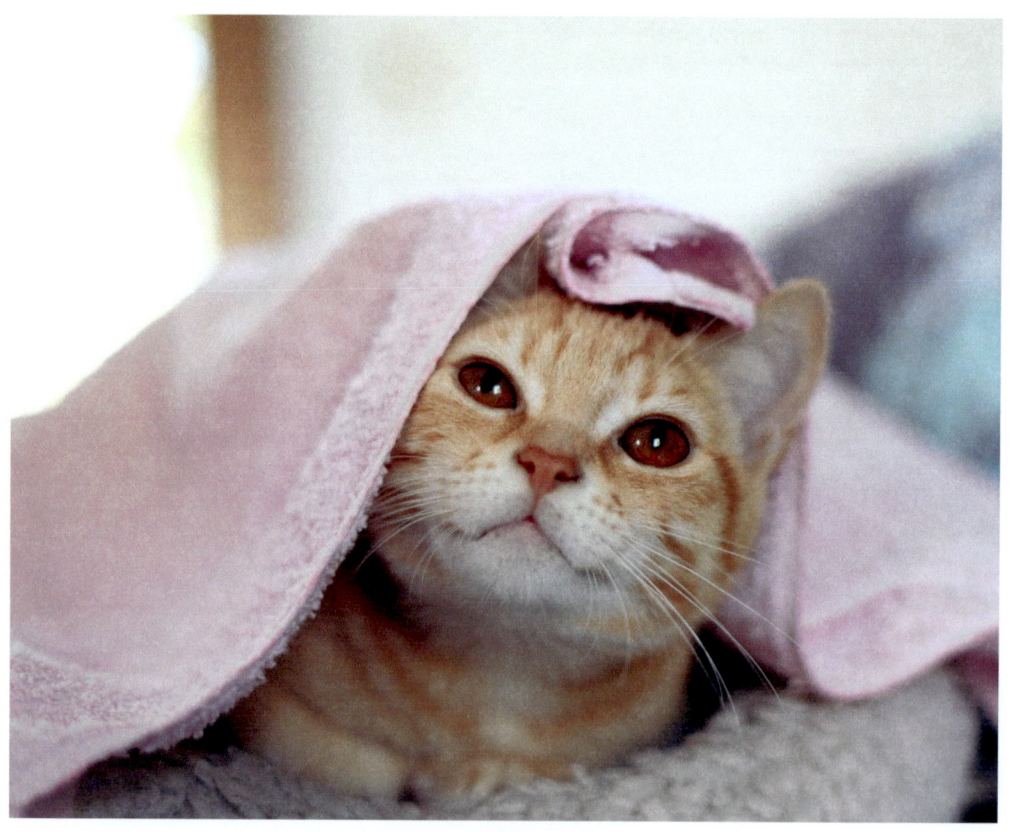

Tee/Tinktur, innerlich

Verabreichen Sie Tinktur, Kaltauszug oder den abgekühlten Aufguss behutsam mithilfe einer Pipette oder Einwegspritze ohne Nadel in das geöffnete Katzenmäulchen.

Alternativ dazu können Sie die gleiche Menge auch als Zusatz unter Futter mit einem starken Eigengeruch beziehungsweise -geschmack mischen.

Achten Sie in dem Fall bitte sorgfältig darauf, dass Ihr Pelzköpfchen die angebotene Nahrung aufnimmt, vielmehr genügend frisst.

Selbiges gilt für die Verabreichung über das Trinkwasser. Auch hier sollten Sie gewissenhaft prüfen, ob Ihre Katze ausreichend trinkt.

Kraut

Sind die zarten, jungen Blätter frisch geerntet, so enthalten sie bei zahlreichen Pflanzenarten die wenigsten Bitterstoffe und werden daher leichter von unseren Samtpfoten als Futterzugabe akzeptiert.

Presssaft

Frisch hergestellten Saft sollten Sie unmittelbar nach Gewinnung verbrauchen:

Verabreichen Sie den Frischpflanzenpresssaft bedachtsam mittels Pipette oder Einwegspritze ohne Nadel in das geöffnete Katzenmäulchen.

Alternativ dazu können Sie die Tagesdosis auch unter Futter mit einem starken Eigengeschmack mischen.

Beobachten Sie in dem Fall bitte sorgfältig, ob Ihre Samtpfote die angebotene Nahrung aufnimmt beziehungsweise genügend frisst.

Selbiges gilt für die Verabreichung über das Trinkwasser. Auch hier sollten Sie gewissenhaft prüfen, ob Ihr Tier genügend Flüssigkeit zu sich nimmt.

Spülung

Für eine Spülung bereiten Sie je nach Hausmittel einen Tee gemäß dem Grundrezept zu, den Sie anschließend in ein sauberes Behältnis mit einem geeigneten Ausgießer (wie etwa die Spender bei Duschgelen, Shampoos, Körperlotionen) füllen. Je nach Grad der Hautirritation bespülen Sie dann mehrfach behutsam die entzündete Körperpartie Ihrer Katze.

Inhalation

Bereiten Sie zur Inhalation gemäß dem Grundrezept einen Aufguss zu.
Belassen Sie ihn unabgeseiht im Topf und stellen Sie das Gefäß in die Nähe Ihrer Katze.
Je nach individuellen Beschwerden und Schwere der Atemwegsverschleimung sollte die Inhalation ein- bis dreimal täglich etwa 10 Minuten durchgeführt werden.

Die häufig gegebene Empfehlung, die Katze zusammen mit dem heißen Inhalationstopf in eine Transportbox zu geben, erscheint mir persönlich als zu gefährlich.
Eher befürworte ich da die Version, das Inhalationsgefäß vor den Katzenkennel zu stellen und ein geeignet großes Tuch über die gesamte Anordnung zu geben.
Oder Sie stellen den heißen Topf unter einen Stuhl oder Hocker und setzen den Katzenkorb mit Ihrer Katze auf die Sitzfläche. Bedecken Sie auch hier den Aufbau mit einem ausreichend großen Tuch.

> ▷ In allen Varianten ist es unabdingbar, Ihre Katze zu beobachten und beim leisesten Anzeichen von kätzischem Unwohlsein oder Unbehagen die Inhalation sofort zu beenden.

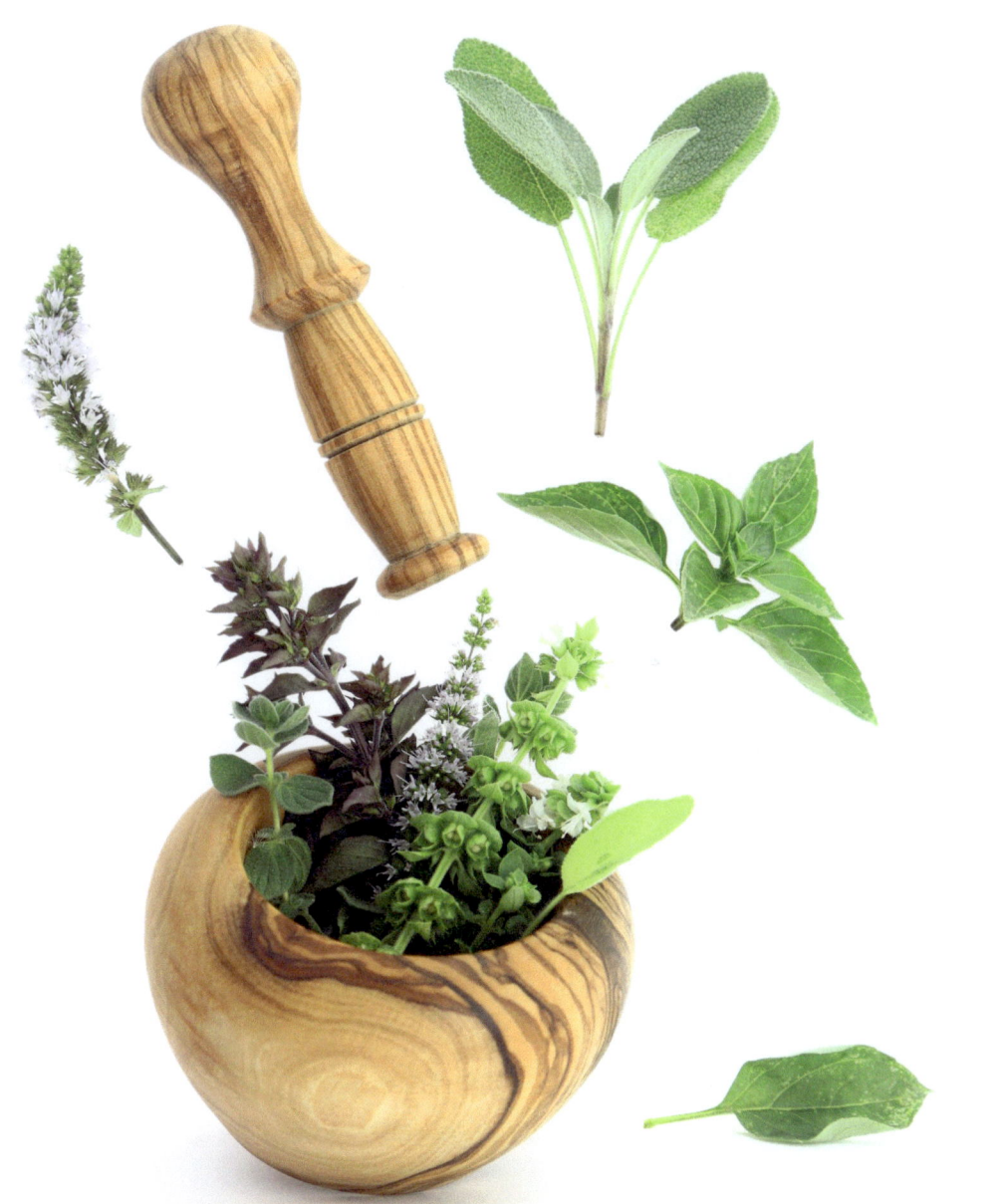

Umschlag/Packung

Den dafür erforderlichen Umschlag erhalten Sie, indem Sie beispielsweise ein kleines Handtuch oder einen Waschhandschuh in den frisch zubereiteten, noch warmen Aufguss stärkerer Machart eintauchen, das Tuch danach ausdrücken und es vorsichtig auf die betroffene Körperstelle legen.

Decken Sie das Ganze mit einem größeren, trockenen Handtuch ab und fixieren Sie den Umschlag mit einer elastischen Binde.

Wickel, warm/kalt

Tauchen Sie ein kleines Handtuch oder einen Waschhandschuh in eine Schale mit frischem kalten (= auf etwa 15 bis 20 Grad temperiertes Wasser) oder auf maximal 40 Grad erwärmtes Wasser (= warmer Wickel), dem Sie die Kräutertinktur im Verhältnis von etwa 1:5 beigefügt haben.

Drücken Sie anschließend das Tuch aus und legen Sie es achtsam auf die betreffende Körperstelle.

Kompresse

Als Grundlage für eine Kompresse eignet sich eine Kräutertinktur oder ein starker Aufguss nach Grundrezept.

Für den Aufguss verdoppeln Sie bitte die im Grundrezept genannte Menge an Heilkraut oder aber Sie verlängern den Zeitraum bis zum Abseihen.

Die Kompresse sollte idealerweise etwa eine halbe Stunde aufliegen, während die Katze ruhig verharrt und auch nach dem Abnehmen der Kompresse weiterhin möglichst bewegungslos liegenbleibt.

> ▷ Sowohl Umschlag als auch Wickel können zu einer Kompresse erweitert werden.

Kräuterkissen

Um den inneren Bezug zu füllen, sollten Sie ausschließlich getrocknete Pflanzenteile verwenden. Damit beugen Sie der Schimmelbildung vor.

Als ergänzende Füllung eignen sich ungiftige Naturstoffe wie Heu oder Nistmaterial für Kleintiere – für Haustiere erhältlich im Zoofachgeschäft oder Zubehörhandel. Je nach Größe des Kissens können Sie auch auf Füllmaterialien wie Dinkelspelze oder Rundkornreis zurückgreifen.

Für den äußeren Bezug eignen sich waschbare Stoffe, die wie Baumwolle weich, aber dennoch robust und strapazierfähig sind, und in denen sich die Katzenkrallen nicht ohne weiteres verfangen können. Materialien wie Frottee hingegen sind weniger empfehlenswert. Ein Reißverschluss erleichtert Ihnen überdies das Entnehmen oder das Ersetzen der Füllung.

Ob Sie das Kräuterkissen eher fest ausstopfen und aufpolstern oder nur ein wenig Füllmaterial einbringen, hängt von Ihrem gewünschten Ergebnis oder auch der Vorliebe Ihrer Katze ab.

Möchten Sie sicherstellen, dass das Kräuterkissen am Liegeplatz Ihrer Fellnase verbleibt? Dann polstern Sie es besser schwer und voluminös aus. Oder stellen Sie sich eine Kombination aus Spiel- und Wohlfühlkissen vor? Dafür eignet sich ein von den Abmessungen her kleineres Kissen, nur locker mit Material und Kräutern befüllt.

Vermischen Sie idealerweise bereits vor dem endgültigen Schließen und Zunähen des Spielzeugs etwa 1 bis 3 Teelöffel des getrockneten Kräutermaterials gut mit der von Ihnen gewählten Füllung.

Wobei sich beider Einfüllmenge eben auch nach der Größe und dem Verwendungszweck des Kissens richtet.

III.IV Grenzen der Kräuterkunde

Wie jedes andere Naturheilverfahren hat auch die Kräuterkunde für Katzen ihre naturgegebenen Grenzen.

✳ Viel hilft viel – das gilt nicht zwangsläufig auch für Hausmittel. Denn ihre wohltuenden Effekte können sich bei falscher Anwendung in das Gegenteil verkehren.

✳ Verabreichen Sie Heilkräuter ohne Rücksprache mit dem tiermedizinischen oder -therapeutischen Fachpersonal Ihres Vertrauens nicht ununterbrochen über einen längeren Zeitraum.

✳ Der kätzische Stoffwechsel ist nur verhältnismäßig schleppend in der Lage, verschiedene Substanzen biologisch zu transformieren und mit dem Harn auszuscheiden (Glucuronidierung). Sie sammeln sich dann unter Umständen im Katzenkörper an und können unbemerkt zu einer Vergiftung führen.

✳ Pflanzliche Inhaltsstoffe können bei der Katze allergische Reaktionen hervorrufen.
Prüfen Sie daher vor Anwendung mit minimalster Menge die Verträglichkeit bei Ihrer Katze und verzichten Sie im Zweifelsfall lieber komplett auf die Anwendung.
Hier wird Ihnen Ihr naturheilkundlich arbeitendes tiermedizinisches Fachpersonal mit Rat zur Seite stehen.

✳ Im Zusammenhang mit Trächtigkeit und Geburt erfordert die Pflanzenheilkunde Ihre besondere Achtsamkeit:

   ▷ In der ersten Trächtigkeitshälfte der Kätzin sollten Sie beispielsweise auf Anwendungen mit Aloe vera, Rosmarin und Schafgarbe verzichten, da sie Gebärmutterkontraktionen auslösen können.

   ▷ In der zweiten Hälfte der Trächtigkeit und während der Säugezeit sollten Sie unter anderem auf Anwendungen mit Rosmarin, Salbei und Petersilie verzichten, da sie die Milchproduktion des Muttertiers zum Erliegen bringen könnten.

   Eher sind es Heilpflanzen für die Entwöhnungsphase.

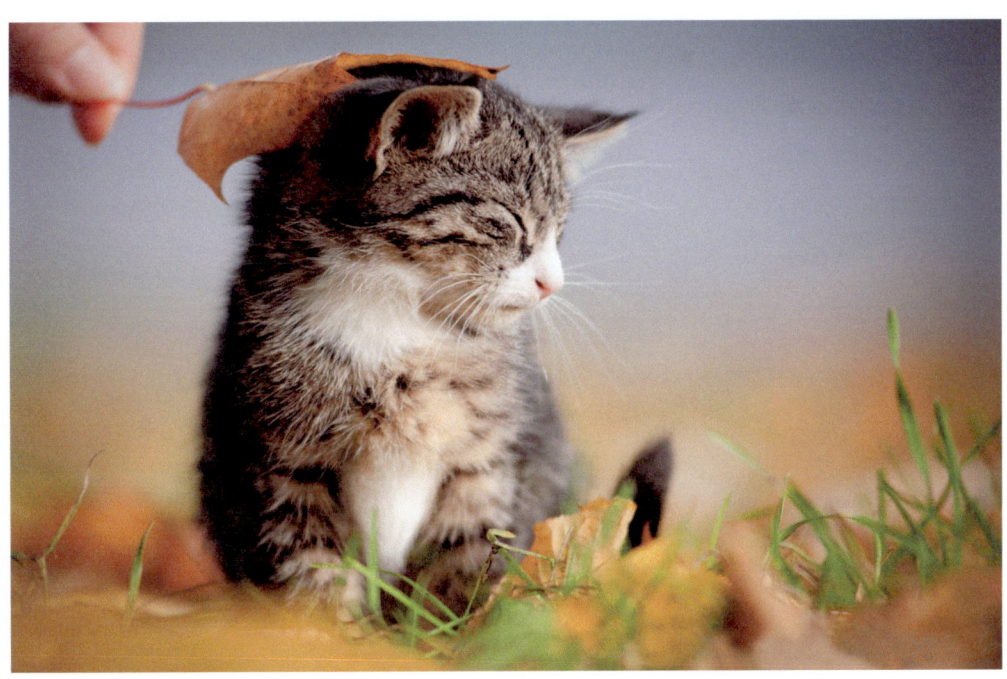

IV.
Minitigers Kräutergarten

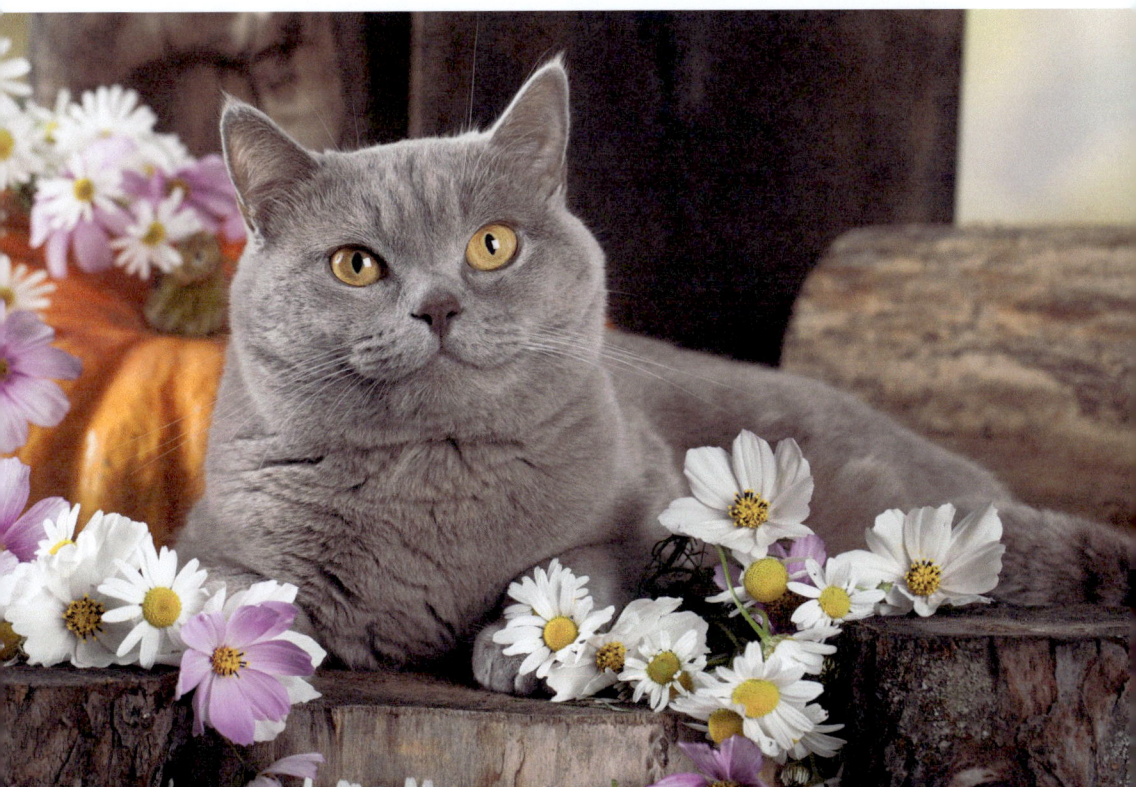

Ackerschachtelhalm

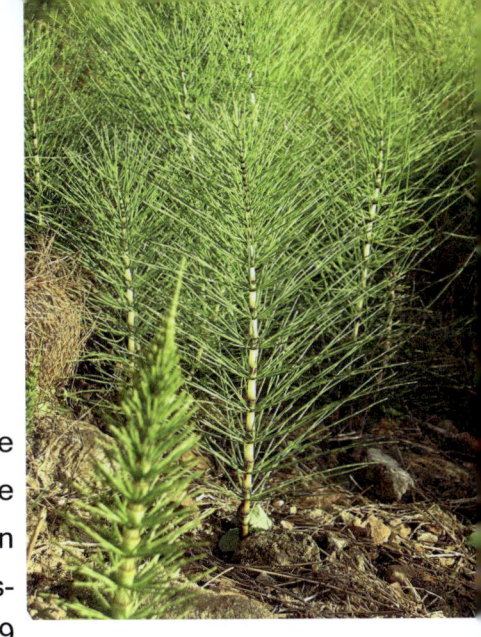

Botanischer Name: Equisetum arvense

Familie: Equisetaseae (Schachtelhalmgewächse)

Pflanzenbeschreibung: Ackerschachtelhalme gehören mit zu den ältesten Pflanzen, die entwicklungsgeschichtlich unseren Planeten besiedeln. Als eine Art lebendes Fossil existieren sie seit den Urzeiten des Perm (298,9 bis 252,2 Millionen Jahre) und Trias (252,2 bis 201,3 Millionen Jahre) und überlebten widerstandsfähig alle Massenaussterben der Erdgeschichte.

Der mehrjährige Ackerschachtelhalm, auch unter den Namen »Ackerzinn-kraut«, »Scheuerkraut« oder »Zinnkraut« bekannt, wächst bevorzugt an lehmig-feuchten Böschungen, Wiesenrändern und Gräben.

Sein unterirdisches Rhizom wächst bis zu zwei Meter in die Tiefe und kriecht bis zu einem Meter weit. Aus diesem Wurzelstock sprießen im Frühjahr rotbraune, fleischige Pflanzenstängel mit Sporenähren besetzt, die nach der Sporenausstreu absterben.

Anschließend wachsen vierkantige, scharfe Triebe mit zahlreichen grünen, in Quirlen stehenden Ästen nach (siehe Abbildung). Diese sterilen Laubtriebe erreichen eine Wuchshöhe von bis zu einem halben Meter.

Namensgebend für alle Schachtelhalme sind übrigens die durch Verbindungsstellen ineinander verschachtelten Glieder der Pflanzenstängel.

Verwechslungsmöglichkeiten: mit Riesenschachtelhalm, Sumpfschachtelhalm oder auch Waldschachtelhalm – Vorsicht, alle drei sollen giftig sein.

Verwendete Pflanzenteile: Kraut

Ernte und Aufbereitung: Im Frühsommer werden die grünen Laubtriebe bodennah abgeschnitten, gebündelt und zum Trocknen aufgehängt.

Wichtigste Inhaltsstoffe sind Kieselsäure, Kalium, Carbonsäure, Saponine, Glykoside und Bitterstoffe,

aus denen sich die

körperlichen Wirkungen wie abschwellend, antiseptisch, entzündungshemmend, gewebefestigend, harntreibend, immunstimulierend, stoffwechselfördernd, wundheilend

ergeben.

Anwendung als Tee (<u>D</u>), getrocknetes Kraut, Umschlag

innerlich bei Arthrose, Niereninsuffizienz, Blasenerkrankungen, Bronchitis (chronisch), Herzschwäche (Volumenreduzierung durch Entwässerung)

äußerlich bei Abszessen, Geschwüren, Wunden (schlecht heilend), zur Blutstillung

In der Volksheilkunde

Als harntreibendes Mittel und zur Behandlung von Wunden wurde der Ackerschachtelhalm bereits im Altertum verwendet. Plinius der Ältere (23 bis 79) war von der blutstillenden Kraft des Ackerschachtelhalms beispielsweise so überzeugt, dass es seiner Meinung nach völlig ausreiche, die Pflanze nur in der Hand zu halten.

Als Heilkraut vergessen, fand der Ackerschachtelhalm lange Zeit ausschließlich Verwendung zur Reinigung von Gefäßen aus Zinn, woher auch einige seiner volkstümlichen Namen entstammen.

Sebastian Kneipp (1821 bis 1897) erinnerte sich seiner als Heilpflanze und brachte den seiner Meinung nach unersetzlichen Ackerschachtelhalm bei gestörter Wundheilung und gegen Gicht und Rheuma erneut zum Einsatz.

Auch heute noch ist der Ackerschachtelhalm ein fester Bestandteil zahlreicher Tees bei Rheuma, Husten, Nieren- oder Blasenproblemen oder zur Blutreinigung. Aktuelle Studien widmen sich dem Ackerschachtelhalm als Antioxidans und Neutralisator freier Radikaler. Andere Studien erforschen mögliche Wirkweisen des Methanolextraktes aus Ackerschachtelhalm auf den menschlichen Organismus, insbesondere im Hinblick auf diabetische Erkrankungen.

Besonderheiten in der Tierheilkunde & Anwendungstipps

Der Ackerschachtelhalm fördert auch bei unseren Katzen die Verstoffwechselung und damit das Austreibung rheumatischer Schadstoffe über die Niere. Mithilfe seiner harntreibenden Wirkung entgiftet und entschlackt er den Katzenorganismus, lindert bei Blasen- und Harnleiterentzündungen, ist förderlich bei Blasen- und Nierensteinen sowie Nierenschwäche.

Zusammen mit der Brennnessel unterstützt er bei Eisenmangel oder auch Blutarmut (Anämie).

Äußerlich haben sich Umschläge/Kompressen bei Bandscheibenschäden (eventuell plus Beinwell) beziehungsweise ein Umschlag mit kaltem Tee oder verdünnter Tinktur (1:10) bei Abszessen bewährt. Brüchige, entzündete oder von einem Pilz befallenen Krallen reagieren gut auf Bäder mit kaltem Ackerschachtelhalmtee. Erfrierungen baden Sie in einem lauwarmen Tee aus Ackerschachtelhalm.

Hinweis

▷ Einige Quellen weisen Ackerschachtelhalm bei Fütterung als giftig für Pferde und Kühe aus. Bei Katzen ist das Auftreten der sogenannten »Taumelkrankheit« als Zeichen einer Vergiftung bislang nicht beschrieben worden. Halten Sie sich dennoch sicherheitshalber an die genannten Mengenangaben/Dosierempfehlungen.

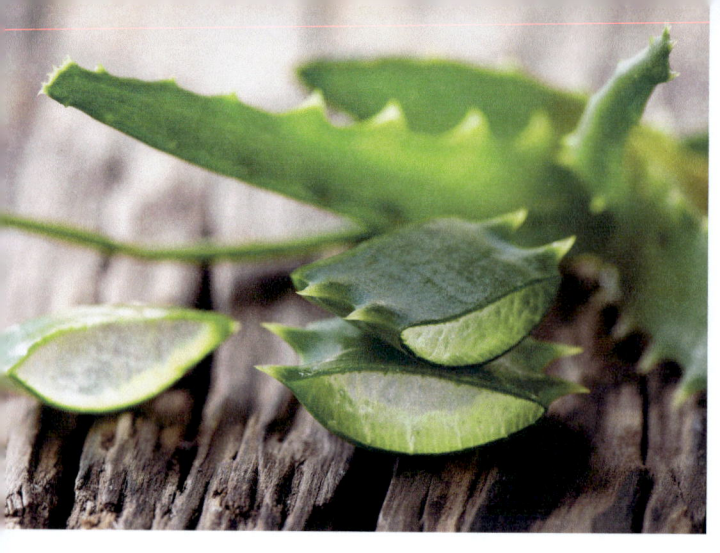

Aloe, Echte

Botanischer Name:
Aloe vera

Familie:
Asphodelaceae/Anthericaceae/Liliaceae
(Affodillgewächse/Grasliliengewächse)

Pflanzenbeschreibung: Der natürliche Lebensraum der auch unter dem Namen Wüstenlilie bekannten Aloe vera sind wasserarme, karge Landschaften. Ursprünglich beheimatet entweder auf den Kanarischen Inseln oder der Arabischen Halbinsel (hier differieren die Informationen), ist die Aloe mittlerweile in allen tropischen und subtropischen Regionen quer über den Erdball verbreitet.

Eine Aloe wächst als stammloser Strauch direkt aus dem Boden. Ihre lanzettlichen, dreieckigen oder sichelförmigen Laubblätter sind rosettenartig angeordnet und tragen am Blattrand häufig eine Reihe dreieckiger Zähne. Die Farbe der glatten Laubblätter variiert dabei von einfarbig grün bis hin zu weiß gefleckt.

Ab dem dritten Lebensjahr blüht die Aloe einmal jährlich. Ihre Blütenstände werden dabei bis zu einem Meter hoch und bilden an ihrem Ende teils verzweigte, traubige Blüten von roter Farbe aus.

Auch in Menschenhand findet die Vermehrung statt, jedoch meistens über Ableger, die uns die Aloe als zahlreiche Schösslinge zur Verfügung stellt.

> ▷ Außer der Aloe vera sind alle Aloe-Arten durch das »Washingtoner Artenschutzübereinkommen/CITES« (WA), Anhang II beziehungsweise I, geschützt.

Verwendete Pflanzenteile: Blattgel

Ernte und Aufbereitung: Durch Entfernen der Blatthaut und Aus-pressen des Blattinneren wird das naturtrübe Blattgel gewonnen.

Wichtigste Inhaltsstoffe sind Aloin, Aloverose, Amino-säuren, Bitterstoffe, Enzyme, Flavonoide und Harze, aus denen sich die

körperlichen Wirkungen wie abwehrstärkend, antibakteriell, antimykotisch, antiviral, befeuchtend ergeben.

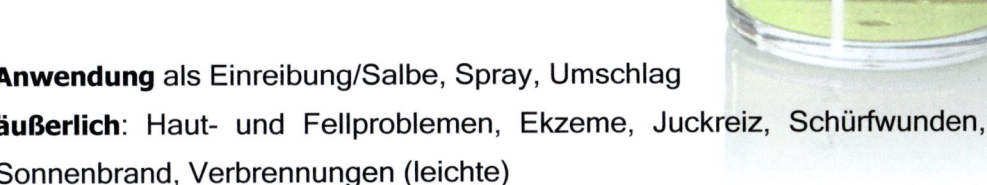

Anwendung als Einreibung/Salbe, Spray, Umschlag

äußerlich: Haut- und Fellproblemen, Ekzeme, Juckreiz, Schürfwunden, Sonnenbrand, Verbrennungen (leichte)

In der Volksheilkunde

Ein fester Bestandteil belebender Anwendungen in den asiatischen Län-dern, schätzten auch die alten Ägypter die vielfältigen Eigenschaften der Aloepflanze und griffen bereits auf sie zurück, um Schönheit und Gesund-heit zu fördern.

Aufzeichnungen zufolge haben Nofretete und Cleopatra zu den Anwendern gehört. Auch Alexander der Große (356 bis 323 vor Christus) soll Aloe auf seinen Feldzügen mit sich geführt und Kampfblessuren damit behandelt haben. In den arabischen Ländern wird die Aloe bereits seit über 6 000 Jahren als Hausmittel geschätzt und gelangte so in den europäischen Raum, insbesondere nach Spanien. Auch Hippokrates von Kos, Sebastian Kneipp und Hildegard von Bingen wussten die Eigenschaften der Aloe-pflanze zu würdigen und setzten sie für ihre Zwecke ein.

Dementsprechend wurde die Aloe nach und nach in ganz Europa bekannt und ein geschätztes Element für Wohlbefinden und Lebensqualität.

Besonderheiten in der Tierheilkunde & Anwendungstipps

Bereits im 18. Jahrhundert wurde die Aloe vera erstmals bei Pferden angewandt. Basierend auf den seither gewonnenen Erkenntnissen wurde im Jahr 1975 eine US-amerikanische Studie an Hunden, Katzen und Pferden abgeschlossen, welche die orale Verabreichung der Aloe untersuchte. Auch britische TierärztInnen dokumentierten in jüngster Vergangenheit ihre Erfolge mit dem Pflanzengel.

Heute findet das Gel beziehungsweise darauf aufbauende Produkte wie etwa das »Aloe Veterinary Formula Spray« äußerliche Anwendung bei einfachen und kleineren Blessuren und Irritationen der Katzenhaut.

Auch als Bestandteil von Pflegemitteln für das Katzenfell ist die Aloe vera mittlerweile häufig benannt.

Ganz dem Trend der Menschen unterworfen, wird die Aloe inzwischen für Katzen ebenfalls als Futterzusatz oder Trinkgel angeboten.

Als Lieferant wichtiger Mikronährstoffe soll sie hilfreich sein als vorbeugender Schutz, kurative Begleitung oder als Nachsorge nach überstandenem Unwohlsein dienen.

Hinweise

▷ Das in der Aloe vera enthaltene Aloin ist stark abführend. Bei längerer Einnahme kann es zu Störungen im Wasser- und Elektrolythaushalt des Körpers bis hin zu Vergiftungserscheinungen kommen. Legen Sie daher aus toxikologischer Sicht unbedingt Wert auf die Aloinfreiheit des verwendeten Produkts.

▷ Achten Sie beim Kauf auf das IASC-Gütesiegel: Dieser Zusammenschluss von Farmern, Herstellern, Wissenschaftlern, Ärzten und anderen hat sich nachprüfbare Qualitätsstandards des Rohstoffs und der gefertigten Produkte zur Aufgabe gemacht.[1]

---

[1] www.iasc.org/overview.html, letzter Seitenaufruf: 20.10.2024.

Arnika, Echte

Botanischer Name: Arnica montana

Familie: Asteraceae (Korbblütengewächse)

Pflanzenbeschreibung: Die auch unter den Namen »Bergwohlverleih«, »Fallkraut« oder »Gemsblume« bekannte Sommerblume begeistert uns durch ihre leuchtend dottergelben, zumeist ein wenig zerzaust wirkenden Blüten.

Auf nicht oder nur wenig gedüngten Bergwiesen, Heidekrautbeständen der Gebirge oder sandigen, mit Humus oder Torf durchsetzten Wiesenböden ist die ausdauernde Pflanze zu finden.

Typisch für die Echte Arnika sind dabei ihre eher kriechende Wuchsform und die großen Blütenblätter.

Verwendete Pflanzenteile: Blüten

Ernte und Aufbereitung: Die Blütezeit der Arnika sind die Monate Juni bis Juli, teilweise bis in den August hinein. Dann werden die voll entfalteten Blütenblätter gesammelt, die Wirkstoffe schonend bei Temperaturen unter 50 Grad getrocknet und anschließend, vor Feuchtigkeit geschützt, an einem kühlen Ort aufbewahrt.

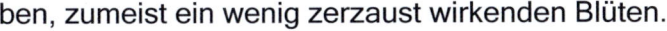 In Deutschland steht die Echte Arnika auf Stufe 3 (= gefährdet) der »Roten Liste gefährdeter Arten«.[2]

Sammeln Sie daher keine wild wachsende Arnika, sondern erwerben Sie Ihren Bedarf beispielsweise über Apotheken und Reformhäuser.

---

[2] https://www.rote-liste-zentrum.de/de/Detailseite.html?species_uuid=632aba13-67c0-4145-92a6-3c1b9e2663f0, letzter Seitenaufruf: 20.10.2024.

Dank züchterischen Bemühungen ist es mittlerweile gelungen, eine für den Feldanbau geeignete Sorte von Arnica montana namens »Arbo« zu entwickeln. Dadurch werden die europäischen Wildvorkommen geschont und es kann auf die Verwendung der vielerorts ersatzweise angebauten Wiesenarnika (Arnica chamissonis) verzichtet werden.

Wichtigste Inhaltsstoffe sind ätherische Öle, Flavonoide, Cholin, Procyanidine, Bitterstoffe und Sesquiterpenlactone wie Helenalin,

aus denen sich die

körperlichen Wirkungen wie antibakteriell, entzündungshemmend, krampflösend, schmerzstillend, wundheilend

ergeben.

Anwendung als Kompresse, Packung, Umschlag, Wickel

äußerlich bei Gelenkentzündungen, Hämatomen, Prellungen, Quetschungen, Wunden (infiziert/schlecht heilend), Zerrungen

In der Volksheilkunde

Die in den Blütenblättern enthaltenen Wirkstoffe machen die Echte Arnika zu einem wertvollen Hausmittel.

Zum einen geeignet bei allen Arten von stumpfen Verletzungen, wie Zerrungen, Prellungen, Verstauchungen und Hämatomen, hat sie sich bislang auch bewährt in der Anwendung bei Gelenkschmerzen, Rheuma, Gicht, Ekzemen, entzündeten Insektenstichen, schlecht heilenden Wunden und Krampfadern.

Bei Entzündungen im Mund- und Rachenraum stellen das Gurgeln oder auch Spülungen mit Arnika eine gute Hilfestellung dar.

Rezepttipps

Leidet Ihre Katze etwa unter altersbedingten Abnutzungserscheinungen, Gelenkfehlstellungen, einer Absplitterung im Gelenk oder einer Stoffwechselerkrankung?

Dann unterstützt ein kalter Wickel aus Arnikatinktur im Verhältnis 1 Esslöffel Tinktur auf ½ Liter Wasser bei warmen, geschwollenen Gelenken.

Für chronisch schmerzhafte Gelenke wenden Sie hingegen einen warmen Wickel an, der ungefähr 1 Stunde aufgelegt bleiben sollte.

Bei Überdehnung, Überstreckung oder Verdrehung durch Sturz oder Hängenbleiben, jedweder Gewalteinwirkung durch Unfall und einer daraus entstehenden Zerrung oder Verstauchung sollten Sie den Stubentiger möglichst ruhig halten und während der ersten 24 Stunden kalte Güsse oder auch Umschläge zur Schwellungs- und Schmerzbekämpfung geben.

Tritt dann nach und nach eine Besserung ein, wenden Sie zur Steigerung der Durchblutung und Resorption der Entzündungsstoffe und Lymphe warme Umschläge um das betroffene Gelenk mit Arnikatinktur im Verhältnis von 1 Esslöffel Arnikatinktur auf ½ Liter Wasser an.

Verletzungen oder Infektionen des Gesäuges (Mastitis) über das Blut oder die Zitzen, aufsteigende Bakterien oder Milchstau reagieren gut auf kühlende Arnikapackungen.

Legen Sie dazu einen Wickel aus Arnikatinktur im Verhältnis 1 Teelöffel Tinktur auf 1 Glas Wasser auf das Gesäuge auf.

Da sich kalte Wickel nach und nach erwärmen und so der betreffenden Stelle keine Hitze mehr entziehen, sollten sie nach etwa 10 Minuten ausgetauscht werden.

Auch für die Vor- und Nachsorge einer OP eignet sich die Arnika bestens.

Hinweise

▷ Arnika immer verdünnt als Tee, Tinktur, Spülung oder ähnliches verwenden.

Aufgrund der »starken« Inhaltsstoffe sind sonst allergische Hautreaktionen, Ekzeme, Blasen, Juckreiz, Nekrosen (Absterben von Hautzellen) möglich.

Sollten im Einzelfall dennoch Gel oder Salbe zur Anwendung kommen, bedecken Sie die betroffenen Körperpartien mit einem Verband oder ähnlichem. Dadurch verhindern Sie das Ablecken der Arnika durch Ihr Pelzköpfchen.

▷ Wenden Sie dementsprechend die Arnikapflanze bei Ihrer Katze niemals innerlich an. Es wären sonst innere Blutungen, Durchfall, Erbrechen, Herzrhythmusstörungen, Kreislaufzusammenbruch, Schwindel und Zittern möglich.

   ▷ Zur inneren Anwendung greifen Sie bitte ausschließlich auf die homöopathisch aufbereitete Arnika, zum Beispiel in der Potenz D6, zurück.

▷ Arnika nicht verwenden bei frischen Wunden Ihrer Katze.

▷ Meiden Sie Arnika, hat Ihre Katze bekannte Allergien gegen Korbblütler allgemein beziehungsweise Arnika im Besonderen.

▷ Umgehen Sie Arnika gleichfalls bei tragenden oder auch säugenden Kätzinnen.

Augentrost

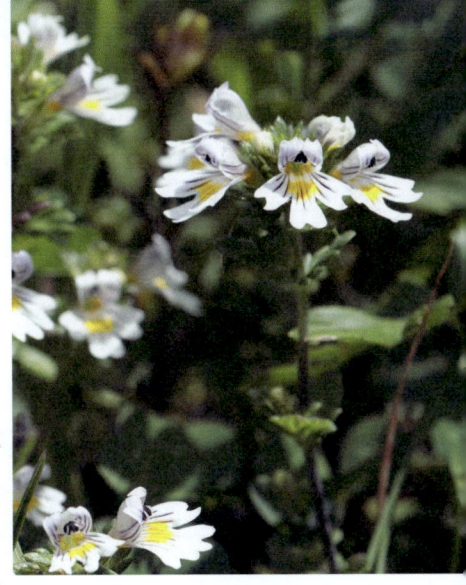

Botanischer Name: Euphrasia officinalis

Familie: Orobanchaceae (Sommerwurzgewächse)

Pflanzenbeschreibung: Verbreitet über ganz Europa, wächst der Augentrost oder auch »Augustinuskraut«, »Gibinix«, »Wiesenwolf« bevorzugt auf trockenen Abhängen, mageren Wiesen und Weideflächen oder lichten Wäldern in hügeligen Landstrichen.

Als Halbschmarotzer versorgt er sich mittels seiner Saugwurzelfasern über die Wurzeln benachbarter Pflanzen mit den erforderlichen Nährstoffen.

Der Augentrost ist einjährig und wird schätzungsweise zwanzig bis dreißig Zentimeter hoch.

Auffällig sind seine weißen und blass-lila Blüten, die einen gelben Fleck auf der dreilappigen Unterlippe besitzen.

Verwendete Pflanzenteile: blühendes Kraut

Ernte und Aufbereitung: Hauptblüte, und damit Erntezeit des Krautes, ist der Spätsommer und der Herbst, wobei je nach Sonnenlage des Standortes die Blüte auch schon im Juni/Juli einsetzen kann. Anschließend wird das gesammelte Kraut gebündelt und zum Trocknen aufgehängt.

Wichtigste Inhaltsstoffe sind Aucubin und andere Iridoidglycoside, Lignane, Flavonoide, ätherisches Öl, Gerb- und Bitterstoffe,

aus denen sich die

körperlichen Wirkungen wie entzündungshemmend, kräftigend, kurativ, schmerzlindernd

ergeben.

Anwendung als Kraut, Kompressen, Spülungen, Umschläge

innerlich bei leichten Magenbeschwerden, nächtlichem Harndrang

äußerlich bei Augenentzündungen (bedingt durch Bakterien, Fremdkörper, Pilze oder Viren), Bronchitis/Husten (rasselnd/mit schleimigem Auswurf)

In der Volksheilkunde

Die Bezeichnung »Euphrasia« stammt aus dem Griechischen und bedeutet übersetzt so viel wie »Wohlbefinden« oder auch »Frohsinn«. Und auch der deutsche Name dieser Pflanze ist Programm.

Denn die im Augentrost enthaltenen Stoffe machen ihn zu einem idealen Naturmittel bei vielerlei Arten von Augenproblemen wie Bindehautentzündung (Konjunktivitis), Gerstenkorn, Lidrandentzündung (Blepharitis).

Übermüdeten, gereizten Augen schenkt die Pflanze Linderung und beruhigt das Brennen in den Lidwinkeln oder eine gewisse Lichtscheue.

Und auch bei Augenverletzungen, die mit einem Hornhautgeschwür einherzugehen drohen, besänftigt die Pflanze den Schmerz und fördert so die Genesung Ihrer Katze.

Neben den zuvor genannten äußerlichen Anwendungsbereichen ist der Augentrost, innerlich als Tee angewendet, auch ergänzend geeignet bei Verdauungsbeschwerden, Völlegefühl, Schlaflosigkeit und Kopfschmerzen beziehungsweise Migräne.

Zusätzlich gilt Augentrost in der Volksmedizin als bewährtes Mittel bei Husten, der mit schleimigem Auswurf einhergeht.

Ebenso eignet sich die Heilpflanze bei Husten in Verbindung mit Schleimhautentzündungen und Stirnkopfschmerzen.

Bereits Sebastian Kneipp (1821 bis 1897) pries Augentrost als Bittermittel, welches den Magen stärkt.

Besonderheiten in der Tierheilkunde

Unsere Samtpfoten profitieren gleichermaßen von den heilsamen Kräften des Augentrosts.

Typische Anzeichen, die für den unterstützenden Einsatz der Pflanze als Naturmedizin sprechen, sind wässrig-schleimiger, womöglich sogar eitriger Augenausfluss, geschwollene Lidränder und gerötete Lidbindehäute.

Verursacher derartiger Augenentzündung sind in der überwiegenden Mehrzahl der Fälle Pilze, Viren oder Bakterien.

Darüber hinaus werden Augenreizungen durch Fremdkörper, wie bei einer Allergie oder einem eingewachsenen Lidhaar, verursacht. Ein verstopfter Tränenkanal kann ebenfalls zu einer Infektion des Katzenauges führen.

Ebenso eignet sich der Augentrost bei leichten Magenbeschwerden oder häufigem nächtlichem Wasserlassen, beispielsweise durch das Kraut als Zusatz im Katzenfutter.

Hinweise

▷ Insbesondere bei Augenbeschwerden sollte unbedingt die genaue Abklärung der Erkrankung durch das tiermedizinische oder -therapeutische Fachpersonal Ihres Vertrauens erfolgen. Je nach diagnostiziertem Krankheitsbild eignet sich der Augentrost dann hervorragend, eine schulmedizinische Therapie unterstützend zu begleiten.

▷ Verwenden Sie für die Augenwaschungen ausschließlich keine Fasern abgebenden Materialien und verzichten Sie unbedingt auf Taschentücher, Watte oder ähnlich flusende Stoffe.

Rezepttipps

Übergießen Sie 2 bis 3 Teelöffel getrockneten Augentrost mit einem Viertelliter heißen Wassers. Lassen Sie den Aufguss etwa 12 Minuten ziehen und seihen Sie die Zubereitung anschließend durch einen Kaffeefilter ab.

Möchten Sie die Spülung oder die Waschung für Ihre Katze möglichst komfortabel gestalten, dann geben Sie in die abgeseihte Flüssigkeit sparsam einige Kochsalzkristalle hinein, wodurch sich der Tee dem Salzgehalt der kätzischen Tränenflüssigkeit annähert.

Waschen Sie die Katzenaugen drei- bis viermal täglich behutsam mithilfe eines weichen, fusselfreien Lappens aus, der mehrfach in dem frisch zubereiteten, auf Körpertemperatur abgekühlten Aufguss getränkt worden ist.

▷ Selbstverständlich ist es zusätzlich möglich, beispielsweise den »Überschuss« an salzlos zubereitetem Tee ein wenig angesüßt unter das Trinkwasser oder die Nahrung Ihrer Katze zu geben.

Eine besondere Augenspülung erhalten Sie übrigens, fertigen Sie den Tee gemäß oben genannter Zubereitung durch ein Gemisch aus Augentrost plus zerdrücktem Fenchel an.

Das Mischungsverhältnis beträgt dann 3 Teile Augentrost auf 1 Teil Fenchel.

▷ Hintergrund dieser Synergie ist die im Rahmen der Volksmedizin gewonnene Erkenntnis über die das Auge kräftigenden und quasi klärenden Eigenschaften des Fenchels.

Beinwell

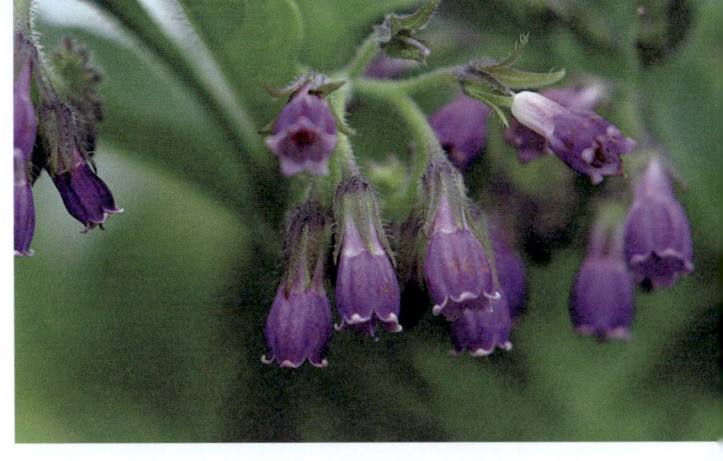

Botanischer Name:
Symphytum officinale
Familie: Boraginaceae
(Borretschgewächse)

Pflanzenbeschreibung: In ganz Europa lässt sich die Beinwellpflanze vorzugsweise an Bachufern, Gräben und feuchten Plätzen in Wiesen und an Buschwerken nieder.

Aus ihrem saftig-dicken Wurzelstock entspringen die verästelten, bis zu einem Meter hoch werdenden Stängel. Aus ihnen wachsen die lanzettenförmig, rauen, behaarten Blätter der Beinwell, auch unter den Namen »Bienenkraut«, »Honigblum«, »Küchenkraut« oder »Speckwurz« bekannt.

Ihre rot-violetten, auch gelblich-weißen Blütenglocken sitzen während der Blütezeit Mai bis September in überhängenden Trauben.

Verwendete Pflanzenteile: Wurzelstock

Ernte und Aufbereitung: Die im Frühjahr oder späten Herbst ausgegrabenen Wurzeln werden der Länge nach durchgeschnitten und auf Schnüren aufgereiht zum Trocknen aufgehängt.

> ▷ Um den Bestand an wild wachsendem Beinwell zu schonen, empfehle ich Ihnen den Erwerb der getrockneten, bereits anwendungsfertig aufbereiteten Pflanzenwurzel in der Apotheke.

Wichtigste Inhaltsstoffe sind Allantoin, Gerbstoffe, Flavonoide, Schleimstoffe, Stärke, Pyrrolizidinalkaloide und verschiedene Pflanzensäuren,
aus denen sich die
körperlichen Wirkungen wie abschwellend, beruhigend, kallusbildend, schmerzmildernd
ergeben.

Anwendung als Tee (<u>A</u>), Kompresse, Salbe, Umschlag

äußerlich bei Arthrose, Arthritis, Hauterkrankungen, Hautgeschwüren, Knochenbrüchen, Prellungen, Verbrennungen, Verstauchungen, Wunden (schlecht heilend)

In der Volksheilkunde

Schon der Name »Symphytum« verweist auf das griechische »symphyein« (= zusammenwachsen) und damit auf das hohe Ansehen der Heilpflanze im Zusammenhang mit Knochenbrüchen.

Bereits Dioskurides (griechischer Arzt im 1. Jahrhundert nach Christus) schildert die Pflanze »Symphytum« als Mittel der Wahl äußerlich bei frischen Wunden und Knochenbrüchen und innerlich bei Abszessen.

Eine zusätzliche Anspielung sind die deutschen Volksnamen »Beinwurz« oder »Wallwurz«.[3]

Unter dieser Benennung nutzten schon Paracelsus (1493 bis 1541) und Hildegard von Bingen (1098 bis 1179) die Heilpflanze zur Linderung von Knochenschäden, Geschwüren und Wunden.

Denn das in der Heilpflanze enthaltene Allantoin löst Wundsekrete auf, verflüssigt Eiter und regt die Neubildung von Gewebe an.

Weitere in der Beinwellpflanze enthaltene Wirkstoffe fördern die Kallusbildung. So wird neben der Verwendung eines Gipsverbandes oder einer Schiene das Zusammenwachsen der Knochen begünstigt und der Schmerz abgeschwächt.

Überhaupt sprechen Beschwerden des Bewegungsapparates wie Verspannungen, Verstauchungen, Arthrosen und Zerrungen gut auf Umschläge mit Beinwell an, da Schwellungen zurückgehen und Schmerzen gelindert werden.

---

[3] wallen, mittelhochdeutsch: das Zusammenwachsen und -heilen von Knochen.

Besonderheiten in der Tierheilkunde

Wie in der menschlichen Volksheilkunde hat sich Beinwell auch für unsere Katzen bei Knochenerkrankungen aller Art bestens bewährt.

Neben seinen förderlichen Eigenschaften bei der Neubildung von Gewebe an den Bruchstellen eines Knochens unterstützt die Pflanze auch bei stumpfen Verletzungen des kätzischen Bewegungsapparates wie Prellungen, Quetschungen, Verstauchungen, Zerrungen.

Schlecht heilende Wunden, aber auch offene Geschwüre, chronische Vereiterungen oder wunde Stellen profitieren ebenso von den Inhaltsstoffen dieser Heilpflanze.

Und als »Arnika des Auges« hat sich Beinwell einen Namen für Verletzungen des Augapfels gemacht.

Rezepttipps

Einen Beinwellauszug für Umschläge bereiten Sie, indem Sie 10 Gramm Beinwellwurzeln für 10 Minuten in 1 Liter Wasser aufkochen.

Seihen Sie anschließend den Auszug ab, lassen ihn abkühlen und wenden den Umschlag dann warm an.

Beinwell kann eine Woche vor und nach der Geburt gegeben werden um die Muskeln zu kräftigen und Verletzungen zu heilen.

Sind nach der Gabe von Arnika die Weichteile des Bewegungsapparates Ihrer Katze bereits abgeschwollen oder vielmehr der Bluterguss zurückgegangen, existieren die Beschwerden des Skelettsystems jedoch weiter? Dann eignet sich im Anschluss die Gabe von Beinwell.

Hinweise

▷ Wegen der Giftigkeit der enthaltenen Pyrrolizidinalkaloide sollte Beinwell ausschließlich äußerlich angewendet werden.

▷ Nicht anwenden bei trächtigen Kätzinnen.

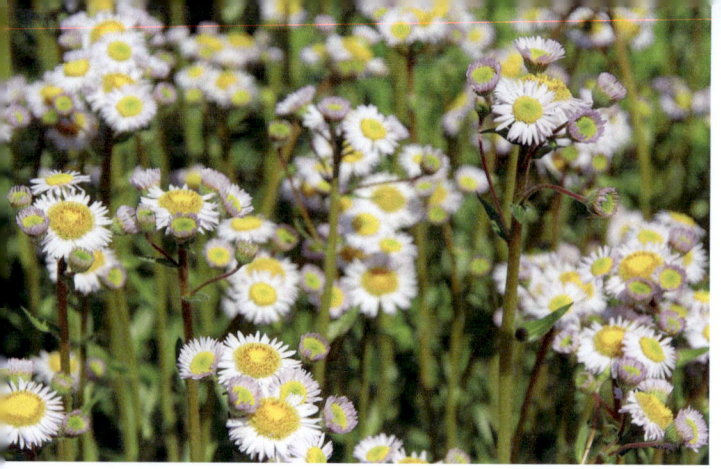

Berufkraut, Kanadisches

Botanischer Name: Conyza canadensis

Familie: Asteraceae (Korbblütengewächse)

Pflanzenbeschreibung: Die auch unter den Namen »Greisenblume«, »Weiße Dürrwurz« oder »Kanadischer Katzenschweif« bekannte Pflanze stammt ursprünglich aus dem südlichen Kanada und den nördlichen USA. Erst Mitte des 17. Jahrhunderts wurde sie nach Europa eingeschleppt und verwilderte, bis die Pflanze Mitte des 18. Jahrhunderts ohne fremdes Zutun bereits über ganz Mitteleuropa verbreitet war.

Heute ist das Kanadische Berufkraut bis auf klimatisch extreme Zonen wie die Arktis, Tropen und Subtropen weltweit anzutreffen.

Einjährig wächst sie in großen Mengen sowohl auf unbebauter wie auch bebauter Fläche. Brachland, Böschungen, Schuttplätze und Bahndämme werden genügsam von ihr besiedelt.

Dabei wachsen die bis zur Blütenregion unverzweigten Stängel bis zu hundert Zentimeter aufrecht in die Höhe. Die zahlreichen Blätter sind kurz behaart und lanzettlich geformt.

Während der Blüte im Juli und August erscheinen an den in der Blütenregion nun mehrfach verzweigten Stängeln unzählige kleine, gelblich-weiß gefärbte Blütenköpfe.

Wie bei Korbblütlern üblich, bilden sie eine Art »Pusteblume«, deren zahlreiche Samen durch die Luft fliegen und so das Kanadische Berufkraut massenhaft verbreiten und vermehren.

Verwendete Pflanzenteile: blühendes Kraut

Ernte und Aufbereitung: Während der Blütezeit wird das unverholzte blühende Kraut etwa eine Handbreit über den Boden abgeerntet und in Bündeln zum Trocknen aufgehängt.

Wichtigste Inhaltsstoffe sind Beta-Sitosterol, Cholin, Flavonoide, Gerbstoffe, Gerbsäure, Gallussäure, Harze und ätherische Öle,

aus denen sich die

körperlichen Wirkungen wie adstringierend, ausgleichend, blutstillend, entzündungshemmend, harntreibend, tonisierend

ergeben.

Anwendung als Tee (<u>A</u>), Kraut

äußerlich bei Zahnfleischbluten

innerlich bei Arthritis, Blähbauch, Blasenentzündungen, Durchfall, Gicht, Rheuma

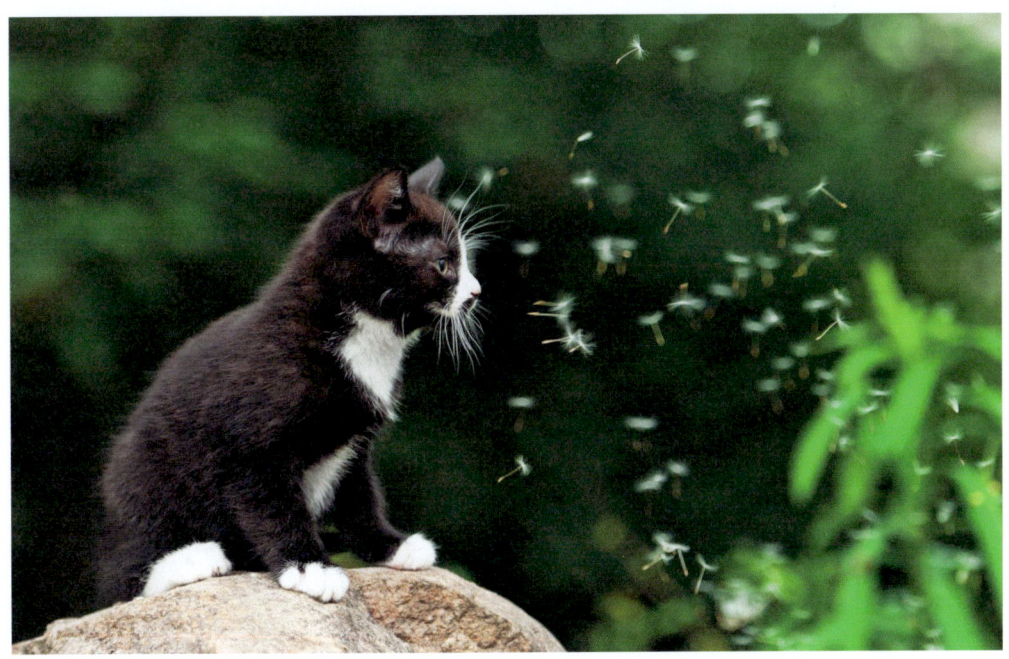

In der Volksheilkunde

Die Autoren der mittelalterlichen Kräuterbücher schöpften ihr Wissen aus dem Arzneischatz der Antike und wussten demgemäß nichts über diese Heilpflanze der amerikanischen Ureinwohner.

In deren Heilkunde hat sie Einzug gehalten als Mittel gegen Durchfälle oder zum Eindämmen innerer und äußerlicher Blutungen der arteriellen Blutgefäße. Auch bei Frauenleiden wie starker Monatsblutung, lang anhaltendem Wochenfluss oder Wechseljahrsbeschwerden kommt die Heilpflanze zur Anwendung.

Pflanzen mit dem Zusatz »Berufkraut« wurden übrigens früher dazu verwendet, vor bösen Geistern zu beschützen.

Hauptsächlich Neugeborene, die ausgiebig schrieen, liefen Gefahr, von bösartigen Kräften auserkoren beziehungsweise »berufen« zu werden.

Zur Abwehr derartiger »Berufungen« wurden diese speziellen Kräuter in die Wiege gelegt oder als Tee aufgebrüht in das Badewasser gegeben.

Besonderheiten in der Tierheilkunde & Anwendungstipps

Bei entzündlichen, mit Wärme einhergehenden Vorgängen im Katzenkörper oder Beschwerden im Magen-Darm-Bereich leistet das Kanadische Berufkraut als Futterzusatz wertvolle Dienste.

Auch arterielle Blutungen beispielsweise des Zahnfleischs (mit viel hellrotem Blut) lindert eine Spülung oder ein in Tee eingelegtes Stück Mull, mit dem das Zahnfleisch behutsam abgetupft wird.

Hinweis

▷ Meiden Sie die Pflanze, ist Ihre Katze gegen Korbblütler allergisch.

Brennnessel,

Große

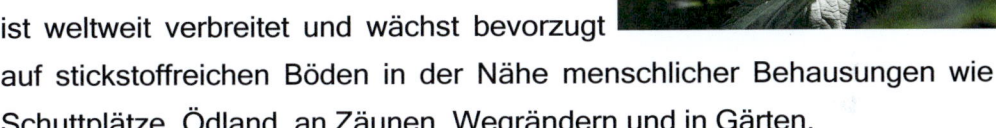

Botanischer Name: Urtica dioica

Familie: Urticaceae (Brennnesselgewächse)

Pflanzenbeschreibung: Diese bis zu drei Meter hoch wachsende, ausdauernde Staude ist weltweit verbreitet und wächst bevorzugt auf stickstoffreichen Böden in der Nähe menschlicher Behausungen wie Schuttplätze, Ödland, an Zäunen, Wegrändern und in Gärten.

Ihre kurz gestielten, grob gezahnten Blätter sitzen gegenständig am kantigen Stängel angeordnet und variieren in ihrer Form von herz- bis hin zu spitz-eiförmig.

Die namensgebenden Brennhaare der Nessel sind mit Histamin und Ameisensäure gefüllt, welche gemeinsam die bekannt-gefürchteten Hautreaktionen auslösen.

Verwechslungsmöglichkeit: mit der brennhaarlosen Taubnessel

Verwendete Pflanzenteile: Blätter, Wurzel – im Frühjahr ebenfalls die vollständige Jungpflanze

Ernte und Aufbereitung: Die Monate Mai bis August sind die beste Zeit, Blätter wild wachsender Brennnesselpflanzen zu sammeln.

Streifen Sie dabei die Blätter vorsichtig von unten nach oben mit ihrer handschuhgeschützten(!) Hand von den Stängeln ab.

Die Trocknung sollte dann möglichst rasch nach der Ernte ganz einfach und unkompliziert an der Luft erfolgen.

Die Wurzel der Brennnesselpflanze graben Sie idealerweise im Frühjahr oder Herbst aus und trocknen die von anhaftender Erde gereinigte Wurzel an der Luft oder im Ofen bei circa 40 Grad.

Wichtigste Inhaltsstoffe sind Flavonoide, Chlorophylle, Carotonoide, Vitamin C, Eisen, Mineralsalze sowie Aminen (Histamin) in den Brennhaaren, aus denen sich die

körperlichen Wirkungen wie abschwellend, appetitanregend, blutreinigend, blutstillend, entzündungshemmend, harntreibend, schmerzlindernd, stoffwechselfördernd, milchbildend

ergeben.

Anwendung als Tee (<u>A</u>), Kraut

äußerlich bei Ekzemen, allergischem Ausschlag, Flohbissen

innerlich bei Anämie, Diabetes, Durchfall, Rheuma

In der Volksheilkunde

Brennnesselblätter sind ein beliebter Bestandteil von Teemischungen bei Gicht oder Rheuma, Leber- oder Gallebeschwerden. Ein Tee, bereitet aus den Blättern oder der Wurzel allein, eignet sich als Mittel zwecks Anregung der Harnausscheidungen.

Des Weiteren unterstützt die Große Brennnessel bei Beschwerden mit dem Wasserlassen (Miktionsbeschwerden).

Und bei Prostatabeschwerden soll der Tee den Männern durchgreifend behilflich sein.

Viele Haarwässer enthalten Brennnessel, da ihr den Haarwuchs fördernde Eigenschaften nachgesagt werden.

Brennnesselsaft, gewöhnlich hergestellt aus der ganzen blühenden Pflanze, ist gebrauchsfertig über die Apotheke zu beziehen.

Besonderheiten in der Tierheilkunde

Anwendung findet die Große Brennnessel bevorzugt in der Entlastung des Stoffwechsels, da dank der die Harnausscheidung anregenden Inhaltsstoffe die kätzische Nierentätigkeit verbessert wird – ein für viele Katzenhalter-Innen wichtiger Aspekt.

Vom natürlich in der Brennnesselpflanze vorkommenden, blutbildenden Eisen profitieren anämische Tiere ebenso wie Kätzinnen in der Tragzeit.

Ebenso stärkt die Brennnessel bei Appetitlosigkeit oder einer Magenschwäche unseren samtpfotigen Freund und schenkt mithilfe ihrer Gerbstoffe Linderung bei Durchfallerkrankungen.

Ein weiteres Einsatzgebiet ist der auch bei Katzen vorkommende Rheumatismus beziehungsweise deren rheumatische Beschwerden.

Rezepttipps

Geben Sie täglich etwa 1 Teelöffel getrocknete, kleingeschnittene/zerriebene/pulverisierte Brennnesseltriebe einfach unter das Katzenfutter.

Bei Verbrennungen ins Katzenfutter gegebene frische/getrocknete Blätter (zweimal täglich ⅛ Teelöffel) unterstützen auch bei der Gewebeheilung.

▷ Wenn möglich, sollte die Große Brennnessel wie eine Kur über das ganze Jahr gegeben werden; doch machen Sie zwischen den Verabreichungen immer 1 bis 2 Wochen Pause.

Hinweis

▷ Verzichten Sie wie bei allen wassertreibenden Tees auf die Verwendung der Brennnessel bei Wasseransammlungen und Stauungen infolge eingeschränkter Herz- und Nierentätigkeit Ihrer Mieze. Befragen Sie im Zweifelsfall das tiermedizinische oder -therapeutische Fachpersonal Ihres Vertrauens.

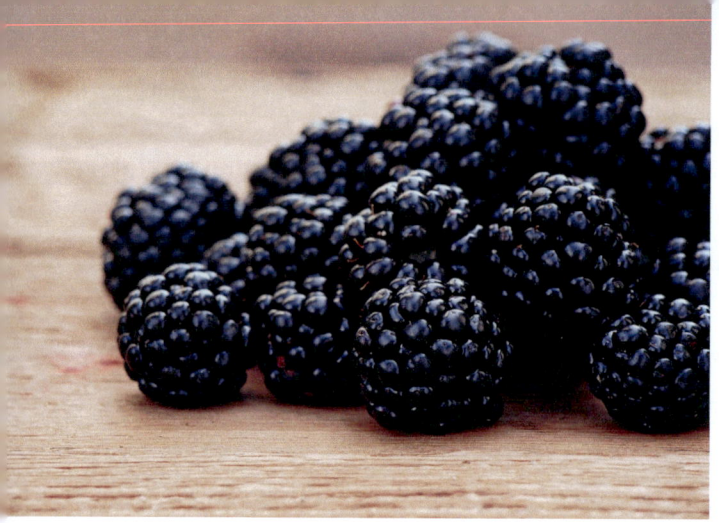

Brombeere

Botanischer Name:
Rubus fruticosus agg.
Familie: Rosaceae
(Rosengewächse)
Pflanzenbeschreibung:
Die Brombeere wächst in den verschiedensten Arten überall in den gemäßigten Gegenden Europas, Nordamerikas, Nordafrikas und Vorderasiens. Zu den Lieblingsplätzen der auch »Bramel«, »Hirschbollen« oder »Kroatzbeere« genannten Pflanze gehören lichte Waldungen, Wegböschungen, sonnige Abhänge, Schutt-plätze und Kahlschläge.

Die kletternden, im Laufe der Jahre verholzenden Stängel der Brombeere sind als Fraßschutz und Rankhilfe mehr oder weniger stachlig.

Aus ihnen erwachsen Triebe, an denen wechselständig die großen, eiför-mig unten fünfzählig, oben dreizählig gefiederten, zugespitzten Blätter sit-zen. Das daraus entstehende Brombeergestrüpp mit seinen gebogenen Stacheln kann nahezu undurchdringlich werden.

Die Blüten sind blassrötlich bis weiß gefärbt und bilden nach der Befruch-tung zuerst grüne Steinsammelfrüchte, die allmählich über rot zu blau-schwarzer Farbe heranreifen.

Als sehr formenreiche Sammelart zeigt sie sich übrigens in vielen, teilweise schwer unterscheidbaren Unterarten und Kreuzungen.

▷ Interessanterweise haben Brombeersträucher keine einheitliche Blütezeit, sodass zwischen Mai bis in den ersten Schnee hinein an einer Pflanze gleichzeitig Blüten, unreife und auch reife Früchte aufzufinden sind.

Verwendete Pflanzenteile: Blätter, Fruchtsaft

Ernte und Aufbereitung: Idealerweise im späten Frühjahr werden die dann noch verhältnismäßig jungen Blätter gesammelt und bei künstlicher Wärme von maximal 40 Grad getrocknet.

Zur Bereitung des Saftes sind vollständig gereifte Früchte erforderlich.

Wichtigste Inhaltsstoffe der Blätter

sind Gerbstoffe, organische Säuren, etwas Vitamin C und Flavonoide, während die Früchte

Mineralstoffe, Fruchtsäuren und gleichfalls Vitamine enthalten, aus denen sich die

körperlichen Wirkungen wie pilz- und keimtötend, entzündungshemmend ergeben.

Anwendung als Tee (<u>A</u>), Kraut, Umschlag, Kompresse, Spülung

innerlich bei Bronchitis, Durchfall, Husten

äußerlich bei Hautabschürfungen, Ekzemen

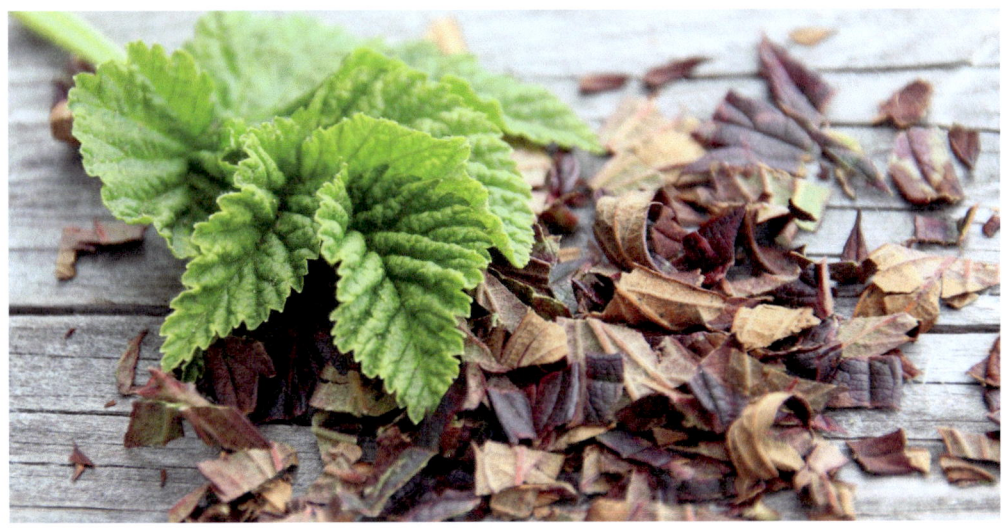

In der Volksheilkunde

Gemäß Plinius dem Älteren (circa 23 bis 79), Dioskurides (circa 1. Jahrhundert nach Christus) und dem römischen Feldarzt Galenos von Pergamon (circa 129 bis 204) wussten bereits die alten Römer die Brombeere zu schätzen: Sie kauten die jungen Blätter zwecks Kräftigung des Zahnfleisches und verwendeten die jungen Sprosse bei Blutungen und Durchfall.

Auch in den Kräuterbüchern des Mittelalters wird die Brombeere lobend zur Blutreinigung, gegen Magen-Darm-Beschwerden, bei Grippe, Mandelentzündung oder zur allgemeinen Kräftigung erwähnt.

Darüber hinaus sprach man den gebogen wachsenden Brombeerranken auch magische Kräfte zu, weshalb Kranke mit Hoffnung auf Genesung durch beidseitig wurzelnde Brombeerbögen hindurchgeschoben wurden.

Gemeinsam mit Himbeerblättern bilden Brombeerblätter auch heute noch die Grundlage für zahlreiche Teemischungen, etwa dem sogenannten »Haustee«. Dieser Zubereitung werden dann je nach Bedarf und Erfordernis weitere Heilkräuter wie Kamille, Pfefferminze, Lindenblüten beigefügt.

Übrigens lässt sich durch Gurgeln und das schluckweise Trinken von leicht erwärmten Brombeersaft Heiserkeit rasch vertreiben.

Besonderheiten in der Tierheilkunde & Anwendungstipps

Brombeerblätter als Tee oder Tinktur verabreicht wirken bei einer Bronchitis (husten-)lindernd.

Schürfwunden reagieren gut auf Umschläge oder Spülungen mit kaltem Tee aus Brombeerblättern.

Gleiches gilt allgemein für die äußerliche Behandlung von Ekzemen.

Bei entzündeten Lefzen bringt es der Katze Erleichterung, die betroffenen Stellen mit einem in kalten Tee aus Brombeerblättern getauchten Stück Mull abzutupfen.

Eibisch, Echter

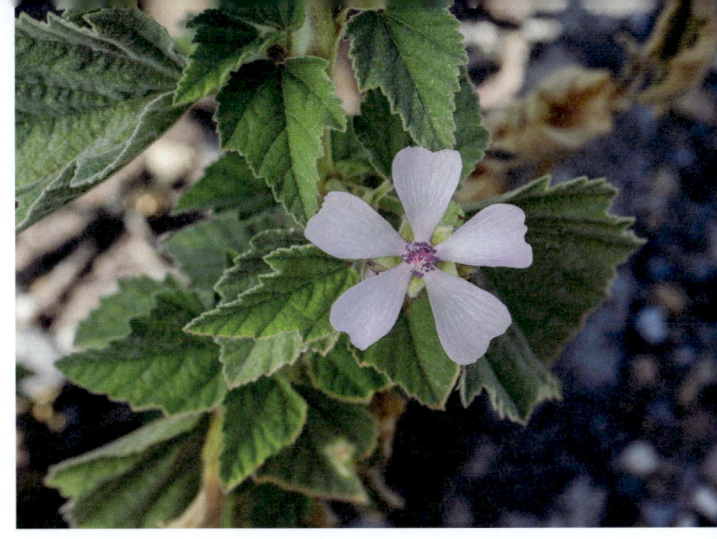

Botanischer Name:
Althaea officinalis
Familie: Malvaceae
(Malvengewächse)

Pflanzenbeschreibung: Der auch unter den Volksnamen »Flusskraut«, »Schleimwurzel« oder »Weiße Pappel« bekannte Echte Eibisch stammt mutmaßlich ursprünglich aus den Regionen um das östliche Mittelmeer, das Schwarze Meer oder das Kaspische Meer.

In Europa kommt er wild wachsend eher selten vor. Wenn überhaupt, ist er gelegentlich an der Ostsee, auf salzigen Böden in der Nähe von Salinen oder auf feuchten Wiesen anzutreffen.

Und so stammt bei uns im mittleren Europa die ausdauernde, winterharte, bis zu 1,5 Meter hoch werdende Eibischstaude aus Kulturen.

Ihre spiralförmig am Stängel wachsenden, gestielten Blätter sind weiß-filzig behaart, drei- bis fünflappig und am Rand unregelmäßig eingekerbt. Aus den Blattachseln wachsen büschelweise die gestielten, weißen oder rötlichen Blüten. Sie sind etwa 1,5 bis 2,5 Zentimeter lang und damit gut doppelt so lang wie die sie umgebenden Kelchblätter.

Ihre Blütezeit ist von Juni bis August.

Verwendete Pflanzenteile: Wurzel, Blätter, Blüten

Ernte und Aufbereitung: Die frisch geerntete zweijährige Wurzel muss schnell trocknen – an der Luft oder bei künstlicher Wärme.

Geschieht dies nicht, bilden sich womöglich zersetzende Pilze (Saprophyten), außerdem riecht die Wurzel muffig und wird fleckig.

Eibischblüten und -blätter werden jung gepflückt und gleichfalls rasch im Schatten getrocknet.

> ▷ Der Echte Eibisch steht in Deutschland, Österreich und der Schweiz unter Naturschutz.
>
> Sammeln Sie daher nicht in freier Natur, sondern pflanzen Sie den Strauch im eigenen Garten oder erwerben Sie Ihren Bedarf beispielsweise über Apotheken und Reformhäuser.

Wichtigste Inhaltsstoffe sind Schleimstoffe, Stärke, Rohrzucker, Pektin und ätherisches Öl in Blüten und Blättern,

aus denen sich die

körperlichen Wirkungen wie beruhigend, blutstillend, entzündungshemmend, erweichend, reizlindernd, tonisierend

ergeben.

Anwendung als Tee (<u>K</u>), gegebenenfalls auch (<u>A</u>)

innerlich bei Bronchitis, Erkältungskrankheiten, Magen-Darm-Problemen

äußerlich bei Wunden, Verbrennungen (leichte), Hautentzündungen

In der Volksheilkunde

Bereits seit der Antike ist die Eibischpflanze bekannt für ihren Reichtum an schleimlösenden Inhaltsstoffen.

Überall dort eingesetzt wo es gilt, einzuhüllen und zu schützen, nutzt man sie über die Jahrhunderte hinweg gleichbleibend bei Entzündungen im Körperinneren, an den Schleimhäuten von Mund und Rachen sowie äußerlich auf der Haut.

Denn ähnlich einer Schutzschicht legt sich der Schleim über die gereizten und empfindlichen Körperpartien und fördert so deren Gesundung.

Folglich hat sich der Echte Eibisch insbesondere als Hustenmittel bewährt. Als Tee mit Honig gesüßt dämpft er den Hustenreiz, lindert Beschwerden bei chronischem Asthma und erleichtert das Abhusten.

Das Spülen und Gurgeln mit einer Eibischabkochung bei Entzündungen des Zahnfleischs, im Mund und Rachen führt zu einem merklichen Abklingen der Beschwerden.

Des Weiteren wird die Heilpflanze innerlich bei Magenschmerzen, Durchfällen und Darmbeschwerden eingesetzt.

Besonderheiten in der Tierheilkunde
Beim Eibisch sind erfahrungsgemäß Entzündungen des Magen-Darm-Traktes sowie Erkältungskrankheiten (besonders Bronchitis) die für Katzen wertvollsten Anwendungsgebiete. Darüber hinaus eignet sich die Heilpflanze auch bei Infektionen der Katzenhaut.

Rezepttipps
Speziell bei blutigem oder schleimigen Durchfall hilft der Katze eine verdünnte Tinktur aus Eibisch – verabreichen Sie davon drei- bis viermal täglich ¼ bis ½ Teelöffel.

Leidet Ihr Tier hingegen unter Verstopfung, so verdünnen Sie 20 Tropfen Eibischtinktur mit 2 Esslöffeln Wasser. Geben Sie der Katze dreimal täglich eine Pipette der Verdünnung.

Bei Harngries oder auch Blasensteinen mischen Sie je 30 Tropfen der Tinkturen von Eibisch, Schafgarbe und Wegerich mit 2 Esslöffeln Wasser. Von dieser Mischung geben Sie für 1 Woche dreimal täglich ½ Teelöffel. Alternativ können Sie die genannten Kräuter als Zusatz in das Futter Ihres Stubentigers geben.

Eibischtinktur oder -tee wirken bei einer Entzündung der Bronchien (Bronchitis) schleimlösend und hustenstillend.

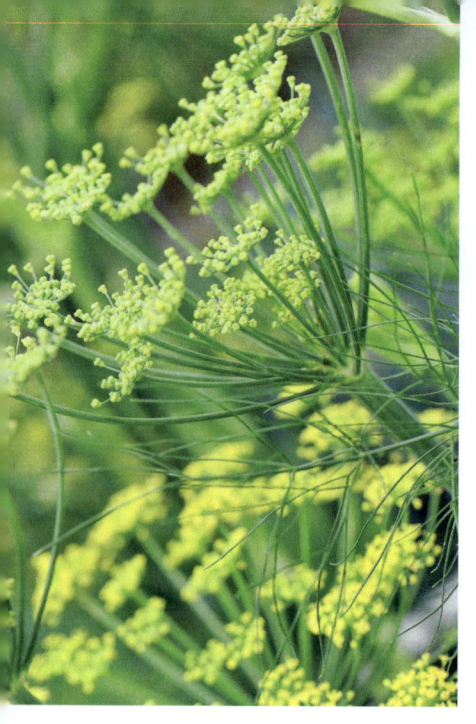

Fenchel, Gemeiner

Botanischer Name:
Foeniculum vulgare Mill. ssp. vulgare

Familie: Apiaceae/Umbelliferae (Doldengewächse)

Pflanzenbeschreibung: Der volkstümlich auch als »Brotanis«, »Frauenfenchel« oder »Langer Anis« bekannte Gemeine Fenchel ist ursprünglich im Mittelmeerraum behei-matet, wird heute aber in zahlreichen südeuropäischen Ländern kultiviert. Er bevorzugt Felshänge, trockene Plätze und alte Mauern als Standort. Aus einer knolligen Speicherzwiebel wachsen die runden Stängel der mehrjährigen Pflanze. Sie sind filigran gerillt und verästeln sich im oberen Abschnitt. Die Blattzipfel der mehrfach fiederschnittigen Blätter sind schmal, wobei die mittleren und oberen Blätter eine große Blattscheide be-sitzen. Die in Dolden ohne Hüllblätter angeordneten Blüten sind gelb.
Ihre Blütezeit ist von Juli bis September.

Verwendete Pflanzenteile: Frucht

Verwechslungsmöglichkeit: eventuell mit der Dillpflanze oder auch mit anderen giftigen Doldenblütlern

Ernte und Aufbereitung: Da die Früchte nicht zeitgleich reifen, erfolgt die Ernte auf verschiedenen Wegen: Für einen Fenchel besserer Qualität wer-den die reifen Dolden händisch gesammelt – das Traumeln oder Kämmen.
Die ganze Pflanze wird durch Ausreißen oder Abmähen abgeerntet.
Die Früchte werden dann jeweils durch Dreschen gewonnen.

Wichtigste Inhaltsstoffe sind ätherisches und fettes Öl, Eiweiß, Mineralsalze, Zucker und die Vitamine A, B, C,

aus denen sich die

körperlichen Wirkungen wie auswurffördernd, appetitanregend, beruhigend, krampflösend

ergeben.

Anwendung als Tee (<u>A</u>), Spülung, Kompresse
innerlich bei Blähungen, Durchfall, Heiserkeit, Husten, Magenverstimmung
äußerlich bei Abszessen, Entzündungen am Auge

In der Volksheilkunde

Das Wort »Fenchel« leitet sich über das althochdeutsche Wort »fenahhal« her vom lateinischen Wort »foeniculus« mit Ursprung im lateinischen Ausdruck »foenum« für »Heu«. Entweder, weil der Geruch des Fenchel an Heu erinnert oder die getrockneten Blattspitzen heuartig aussehen.

Seit alters her ist der Gemeine Fenchel eine bekannte Heilpflanze. Bereits die alten Ägypter und Griechen nutzten ihn für kurierende Zwecke.

In jüngerer Zeit veröffentlichte der italienische Arzt und Botaniker Matthioli (1501 bis 1577) unter anderem eine Abhandlung über den Fenchel, in welcher er zahlreiche Heilanzeigen auflistet, die auch heute noch in der Volksmedizin ihre Gültigkeit haben.

Ebenso beschrieb der Mediziner und Botaniker Tabernaemontanus (1522 bis 1590) in seinem 1588 erschienenen »Neuw Kreuterbuch« über mehr als vierzehn Seiten die Wirkung des Fenchels.

Und Sebastian Kneipp (1821 bis 1897) lobt die Wirkung des Fencheltees insbesondere bei Husten und Lungenleiden.

Um die Bedeutung des Gemeinen Fenchels in der Medizin und seine pharmazeutische Nutzung zu betonen, hat der interdisziplinäre »Studienkreis der Arzneipflanzen« am »Institut für Geschichte der Medizin« der Universität Würzburg ihn zur Arzneipflanze des Jahres 2009 ausgerufen.

Besonderheiten in der Tierheilkunde & Anwendungstipps

Seine Hauptaufgabe findet der Fenchel bei allen Magen-Darm-Beschwerden wie Brechdurchfall, Koliken, Blähungen – um nur einige zu nennen. Auch bei anderen Problemen der Verdauungsorgane wie Leber- oder Gallenleiden kommen seine wohltuenden Effekte zum Tragen.

Bei Erkrankungen der Luftwege mit starker Verschleimung (Husten, Bronchitis) erleichtert Fenchel das Abhusten.

Überhaupt sprechen Lungenerkrankungen wie Asthma gut auf eine Unterstützung durch die Pflanze an.

Gern in Kombination mit Augentrost eignet sich Fencheltee für Spülungen/ Kompressen bei Bindehautentzündung (Konjunktivitis) und Lidrandentzündung (Blepharitis).

Hinweis

▷ Fenchel enthält die Inhaltsstoffe Estragol und Methyleugenol. Bei überhöhtem Konsum stehen sie im Verdacht einer krebserregenden sowie erbgutschädigenden Wirkung. Geben Sie Fenchel daher nicht in übermäßigen Mengen und über einen langandauernden Zeitraum, insbesondere an Jungtiere oder tragende beziehungsweise säugende Kätzinnen.

Hauswurz, Echte

Botanischer Name: Sempervivum tectorum

Familie: Crassulaceae (Dickblattgewächse)

Pflanzenbeschreibung: Die Echte Hauswurz oder auch »Dachwurz« ist eine mehrjährige, immergrüne Sukkulente, die ursprünglich in den Bergen West-, Mittel und Südeuropas beheimatet war.

Gern und häufig kultiviert, ist sie mittlerweile verwildert in ganz Europa, im Kaukasus und im Iran anzutreffen.

Dort bevorzugt sie kalkarme Böden, Mauern, Felsen und (namensgebend) Dächer als Lebensraum.

Aus einer offenen Rosette von bis zu sieben Zentimetern Durchmesser wachsen die länglichen, dickfleischigen Laubblätter der Hauswurz. Deren Färbung ist zumeist dunkelgrün, kann aber auch Rot-, Braun- oder Gelbtöne bis hin zu Pflaumenblau zeigen.

Die Länge der Blätter variiert zwischen zwei und sechs Zentimetern, deren Breite beträgt etwa einen Zentimeter. Je nach Varietät sind die Blattflächen kahl oder besitzen einige Flaumhaare.

Die Blütentriebe der Hauswurz erreichen je nach geografischer Lage eine Länge von bis zu sechzig Zentimetern.

Der dichte, große Blütenstand kann aus über hundert, bis zu einem Zentimeter großen Einzelblüten in den Farben weiß, rosa oder purpur bestehen.

Nach der Blüte stirbt die Pflanze ab. Ihre Vermehrung erfolgt überwiegend durch neue, rosettenbildende Wurzelausläufer.

Verwendete Pflanzenteile: Blätter

Ernte und Aufbereitung: Die Blätter der Hauswurz werden üblicherweise von Mai bis September gesammelt und frisch verwendet. Zum Trocknen eignen sich besonders die im Juli und August gesammelten Blätter. Aufgrund ihrer wasserspeichernden Eigenschaften trocknen die Blätter jedoch sehr langsam aus und müssen mehrfach gewendet werden.

> ▷ Die Echte Hauswurz steht in Europa teilweise unter Naturschutz. Folglich empfehle ich Ihnen den Erwerb der bereits anwendungsfertig aufbereiteten Pflanze in der Apotheke.

Wichtigste Inhaltsstoffe sind Schleimstoffe, Ameisen- und Apfelsäure, Gerbstoffe und Harze,

aus denen sich die

körperlichen Wirkungen wie befeuchtend, entzündungshemmend, erfrischend, erweichend, fiebersenkend, krampflösend, kühlend, schmerzstillend, wundheilend

ergeben.

Anwendung als Öl, Salbe, Umschlag

innerlich bei Durchfall, Hämorrhoiden

äußerlich bei Hauterkrankungen, Insektenstichen, Verbrennungen, Wunden (schlecht heilend), Juckreiz, Schürfwunden

In der Volksheilkunde
Seit alters her wurde die Hauswurz sowohl als Heil- und Zauberpflanze wie auch als Zierpflanze verwendet.

So kultivierten beispielsweise die Römer die Hauswurz auf ihren Dächern. Im Mittelalter wurde der Brauch fortgesetzt und ausgedehnt, um beispielsweise das Vieh in den Ställen vor Seuchen zu bewahren.

Auch schrieb man der Hauswurz Kräfte zu, die das Einschlagen von Blitzen verhindern. Karl der Große (747 bis 814) formulierte in seinem »Capitulare de villis« zum Beispiel »[...] und auf seinem Dach soll der Landmann den Jupiter-Bart ziehen.«[4] und befahl somit vermutlich die Anpflanzung der auch als »Donnerbart« oder »Gewitterbart« bekannten Hauswurz auf den Dächern sämtlicher Reichsgüter.

Demgemäß sollte ein auf die Haut aufgetragenes Gemisch von Hauswurzsaft und anderen Inhaltsstoffen dem Betreffenden sogar erlauben, glühendes Eisen anzufassen.

Hildegard von Bingen (1098 bis 1179) schrieb dem Genuss von Hauswurz das Entbrennen von Begierden bei Mann und Frau zu und empfahl zeugungsunfähigen Männern in Ziegenmilch eingelegte Hauswurz gegen ihr Ungemach.

Besonderheiten in der Tierheilkunde & Rezepttipp

Für Katzen wird die Echte Hauswurz ähnlich der Aloe vera eingesetzt:

Der aus den frisch geschälten Blättern gewonnene Saft der Heilpflanze wird äußerlich bei Ekzemen, Brand- und Ätzwunden und rissiger, trockener Haut verwendet. Ebenso kommt er zum Einsatz bei Insektenstichen, Ausschlägen, Warzen oder Geschwüren. Als wohltuend hat sich neben den frisch geschälten Hauswurzblättern auch das Hauswurzöl bei Hautabschürfungen erwiesen.

Und so bereiten Sie Hauswurzöl zu: Setzen Sie 25 Gramm zerdrückte Hauswurzblätter mit ¼ Liter Öl (Aprikosenkern-, Schwarzkümmel-, Sonnenblumen-) an. Lassen Sie diesen Kaltansatz etwa 2 Wochen an einem warmen Ort stehen. Anschließend seien Sie das Gemisch ab und bewahren das gewonnene Mazerat an einem kühlen und dunklen Platz auf.

---

[4] http://www.ingelheimer-geschichte.de/index.php?id=75, letzter Seitenaufruf: 20.10.2024.

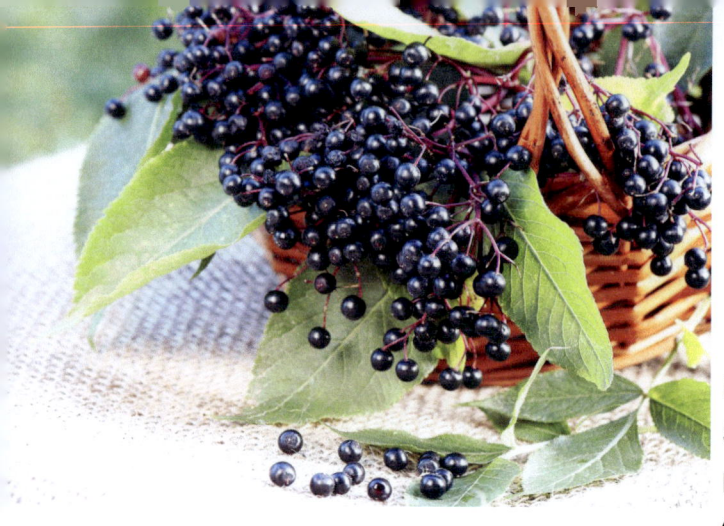

Holunder, Schwarzer

Botanischer Name:
Sambucus nigra
Familie: Caprifoliaceae
(Geißblattgewächse)

Pflanzenbeschreibung: Als flachwurzelnder Strauch oder Baum wächst der Schwarze Holunder bis zu sieben Meter in die Höhe.

Am Stamm ist die Rinde hellbraun bis grau, an den jungen Zweigen grün gefärbt. Die unpaarig gefiederten Laubblätter sind oben mattgrün, unten in einem hellen blau-grün gefärbt.

Sie werden etwa zehn bis dreißig Zentimeter lang.

Als Trugdolden sind die stark duftenden Blüten mit fünf Hauptästen dicht und reich blühend an den Zweigen angeordnet. Deren Krone ist circa sechs Zentimeter bis neun Zentimeter breit und von weißer bis gelb-weißer Farbe. Die Blütezeit ist von Mai bis Juni.

Die glänzenden Früchte des Holunders haben einen Durchmesser von etwa einem halben Zentimeter, sind rund und gefüllt mit drei Steinkernen. Mit ihrer schwarzvioletten Farbe und dem blutroten Saft geben sie der Pflanze ihren Namen.

Wobei der Schwarze Holunder regional auch unter den volkstümlichen Bezeichnungen »Deutscher Flieder«, »Flieder«, »Eiderbaum«, »Elder«, »Holder«, »Holler« oder »Schwarzholder« bekannt ist.

Verwendete Pflanzenteile: Blüten, Blätter, reife Beeren

Verwechslungsmöglichkeit: mit dem giftigen roten Holunder

Ernte und Aufbereitung: Die Blüten des Schwarzen Holunders werden als ganze Dolde gesammelt und an einem luftigen, schattigen Platz zum Trocknen ausgebreitet. Sobald alle Blüten getrocknet sind werden sie vom Doldenstängel abgetrennt.

Sammeln Sie ausschließlich gut erhaltene, makellose Blätter ein, welche Sie anschließend frisch verwenden oder an einem luftigen, schattigen Ort trocknen können.

Die Beeren des Holunders werden üblicherweise frisch verarbeitet. Da sich an einer Dolde Beeren unterschiedlicher Reifung befinden können, sollten Sie entweder nur den Doldenteil mit reifen Früchten ernten oder nach dem Pflücken der Dolde alle unreifen Beeren entfernen. Verarbeiten Sie die Beeren rasch nach der Ernte, da sie zur Fäulnis neigen. Alternativ können die Beeren in einem Dörrgerät oder im Backofen mit geöffneter Tür bei maximal 40 Grad getrocknet werden.

Alle getrockneten Teile des Holunders sollten Sie lichtgeschützt und luftdicht aufbewahren.

Wichtigste Inhaltsstoffe sind Gerbstoffe, ätherische Öle, Flavonoide, Glykoside, Alkaloide, Vitamin A und C,

aus denen sich die

körperlichen Wirkungen wie abführend, anregend, blutreinigend, entgiftend, entzündungshemmend, harntreibend, kreislaufaktivierend, nierenanregend, schleimlösend

ergeben.

Anwendung als Tee (<u>A</u>), Mus, Kompresse, Saft, Umschlag

innerlich bei Blasenentzündungen, Erkältungskrankheiten, Gicht, Hämorrhoiden, Husten, Lebererkrankungen, Nierenerkrankungen, Rheuma

äußerlich bei Abszessen, Augeninfektionen, Insektenstichen

In der Volksheilkunde

Speziell in ländlichen Gegenden befindet sich häufig ein Holunderstrauch in der Nähe von Wohnhäusern, Scheunen und Viehställen.

Als äußerst anspruchslose Pflanze arrangiert sich der Schwarze Holunder mit jedem Boden und begnügt sich sogar mit Halbschatten – bevorzugt wahlweise jedoch lehmige Böden. Neben Gärten steht er überwiegend an Bachufern, Hecken und in Dickichten.

Zumeist siedelt sich ein Holunder eigenständig im Garten am Platz seiner Wahl an, dennoch ist er in jeder Gärtnerei als Strauch oder kleiner Baum erhältlich. Weshalb der Schwarze Holunder im Laufe der Zeit in zahlreichen Haus- und Vorgärten heimisch geworden ist.

Denn ein Holunder im Hausgarten gilt seit alters her als Lebensbaum. Sein Verdorren zeigt im Volksglauben den Tod eines Familienmitglieds an; das Aushacken oder Verstümmeln eines Holunders bringe Tod oder Unglück über das Haus.

Auch wehre er Hexen und schwarze Magie ab, schütze das Haus vor Blitzeinschlag oder Feuer und bewahre vor Schlangenbissen oder Mückenstichen. Darüber hinaus beherberge er wohlgesinnte Hausgeister, weshalb man vor jedem Schwarzen Holunder den Hut ziehen müsse ...

Und apropos »Magie«:

Im Süden Deutschlands wurde früher mithilfe eines »Sympathiezaubers« das Vieh von etwaigen Hautkrankheiten befreit.

Dazu hängten die Menschen drei Holundertriebe im Kamin auf, die sie im Vorfeld bei Sonnenuntergang unter Rufen des Namens des erkrankten Tiers geerntet hatten. Sobald die Triebe im Kamin verdorrt waren, sollte auch das Tier von seiner Hautkrankheit befreit sein.

Nur wenige einheimische Pflanzen sind in der Volksheilkunde so beliebt wie der Schwarze Holunder:

Das aus den Beeren gewonnene Mus wird eingesetzt gegen Erkältungskrankheiten und Husten, der ausgepresste Saft kommt als Abführmittel zum Einsatz.

Ein Tee aus Holunderblüten reinigt das Blut bei unreiner Haut und schlechtem Körpergeruch und bringt den Körper zum Schwitzen.

Als Gurgelwasser unterstützt er bei Husten, Schnupfen, Grippe oder Kehlkopfentzündungen.

Neben den Blüten kommen Rinde und die Blätter des Holunders gegen Gicht und Rheuma zur Anwendung.

Besonderheiten in der Tierheilkunde

Ähnlich den Anwendungsgebieten beim Menschen widmet sich der Holunder verschiedensten Schwierigkeiten rund um die Katzengesundheit:

Seien es Probleme der Luftwege wie Husten und (chronische) Bronchitis mit einhergehender starker Verschleimung oder Schnupfen (inklusive Stirnhöhlen- oder Nasennebenhöhlenentzündungen).

Auch den empfindlichen Harnorganen der Katze dient der Holunder bei Blasenentzündungen oder Harnverhalten.

Des Weiteren unterstützt der Schwarze Holunder die Katzenhaut bei Herpes oder (Kinn-)Akne, lindert bei Sonnenbrand, ist verdauungsfördernd und gleicht so Durchfall oder auch Verstopfungen aus.

Insbesondere bei rissigen Pfoten und entzündeten (eitrigen) Hautstellen hat sich die Anwendung eine Salbe mit Holunderblüten sehr bewährt.

Sonnenbrand, etwa bei Nacktkatzen oder auch Katzen mit weißem beziehungsweise hellem Fell, lindern Umschläge aus kaltem Holunderblütentee.

Rezepttipp

Um ein Mus aus Holunder zuzubereiten, mischen Sie 500 Gramm vollreife Holunderbeeren mit der gleichen Menge an Zucker (alternativ: Honig, in ein wenig Wasser erwärmt). Erhitzen Sie das Gemisch dann unter Rühren bei kleiner Flamme auf mindestens 80 Grad. Etwa 1 Minute kochen lassen. Füllen Sie das Mus anschließend in geeignete, luftdicht schließende Gefäße. Ergänzen Sie dieses Grundrezept um einige Hagebutten, so erhalten Sie einen wertvollen Vitamin C-Lieferanten, der das Immunsystem Ihrer Fellnase stärkt. Verabreichen Sie Ihrer Mieze täglich 1 Teelöffel.

Hinweis

▷ Reife/unreife Holunderbeeren, deren Samen oder Saft, Blätter und Rinde niemals roh an Katzen verfüttern. Sie enthalten das Glycosid Sambunigrin, welches bei Katzen Vergiftungserscheinungen hervorrufen kann – vom argen Bauchweh ganz zu schweigen.

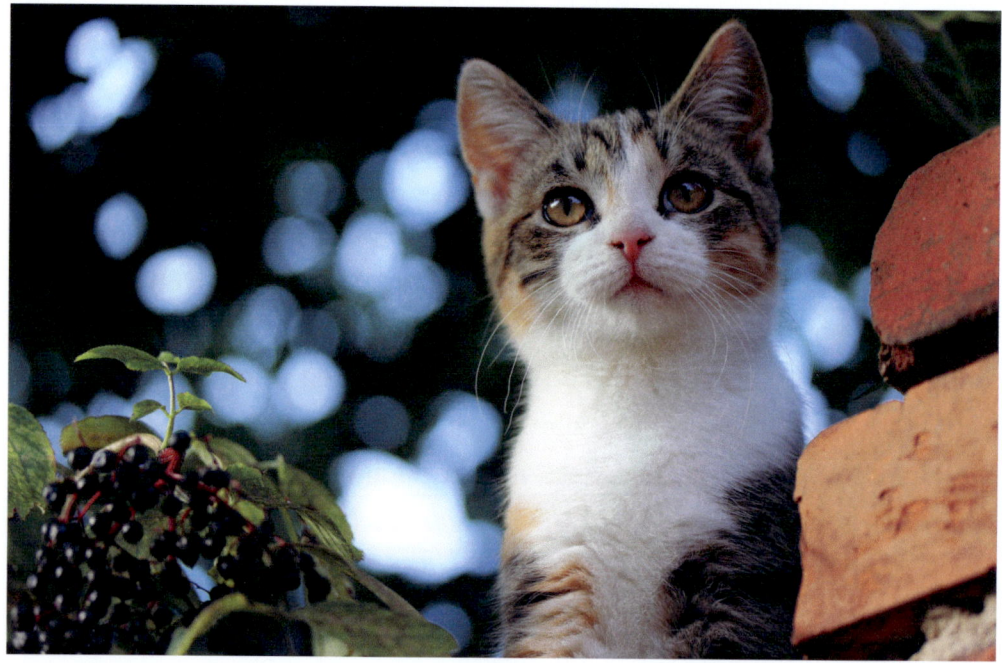

Johanniskraut,

Tüpfel-

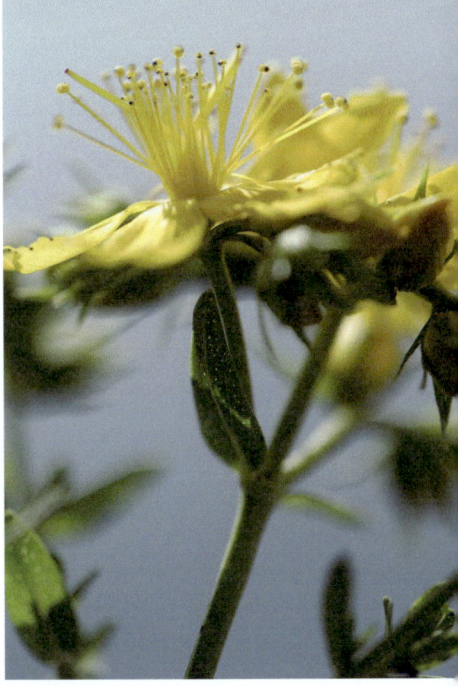

Botanischer Name: Hypericum perforatum

Familie: Hypericaceae (Hartheugewächse)

Pflanzenbeschreibung: Die mehrjährige Staude ist an Wegrändern, Böschungen, Feldrainen, in lichten Wäldern und Gebüschen sowie im Brachland anzutreffen.

Aus seiner etwa einen halben Meter in die Tiefe reichenden Wurzel ragt das Echte oder Tüpfel-Johanniskraut bis zu einem Meter in die Höhe.

Im oberen Pflanzenteil verzweigt sich der zweikantige Stängel buschig. Gegenständig angeordnet, sitzen dort die etwa drei Zentimeter langen, oval-eiförmig bis länglichen Blätter.

Halten Sie ein Blatt gegen das Licht, erkennen Sie darin helle kleine Punkte, die jedes Blatt wie durchlöchert, perforiert erscheinen lassen. Bei diesen Sprenkeln handelt es sich in Wirklichkeit um Sekretbehälter, die ein Gemisch aus Harz und ätherischem Öl enthalten.

Während der Blütezeit von Juli bis September sind die fünfzähligen, goldgelben Blüten des Johanniskrauts in etwa zwei bis drei Zentimeter großen Trugdolden angeordnet.

Übrigens verfärben sich die gelben Blüten dunkelrot, zerreibt man sie zwischen den Fingern.

Verwendete Pflanzenteile: Blüten

Ernte und Aufbereitung: Geerntet wir das Johanniskraut, sobald es in voller Blüte steht – etwa um den 24. Juni, den (namensgebenden) Johannistag, herum. Dabei wird das Kraut kurz über dem Erdboden abgeschnitten und büschelweise an der Luft an einem schattigen Platz getrocknet.

Wichtigste Inhaltsstoffe sind Hypericin (Hypericumrot), Phlobaphene, ätherisches Öl, Flavonoide, Harze und Gerbstoffe,

aus denen sich die

körperlichen Wirkungen wie abschwellend, antibakteriell, ausgleichend, blutbildend, entzündungshemmend, harntreibend, krampflösend

ergeben.

Anwendung als Tee (<u>A</u>), Umschlag, Kompresse

äußerlich bei leichten Biss- oder Schnittwunden (je nach Umfang und Zustand der Wunde), Blutergüssen oder Quetschwunden

In der Volksheilkunde

Als Hausmittel wird das Echte Johanniskraut überwiegend äußerlich angewendet in Form des sogenannten »Rotöl«. Dieser Kaltansatz aus Olivenöl plus leicht angewelkten Johanniskrautblüten eignet sich als Wundheilmittel zur Versorgung von Blutergüssen, Verbrennungen ersten Grades und Schmerzlinderung nach Verrenkungen und Verstauchungen.

Daneben kommt das Rotöl auch als Einreibung bei einem Hexenschuss oder rheumatischen Beschwerden zum Einsatz.

Neben der zuvor erwähnten Wund- und Schmerzbehandlung greift die Volksmedizin auf das Echte Johanniskraut innerlich angewendet auch bei Magen-, Darm oder Gallebeschwerden oder Durchfällen zurück.

Dank seiner Inhaltsstoffe Hypericin und Hyperforin findet das Kraut darüber hinaus Gebrauch bei Nervosität, Reizbarkeit und nervöser Unruhe.

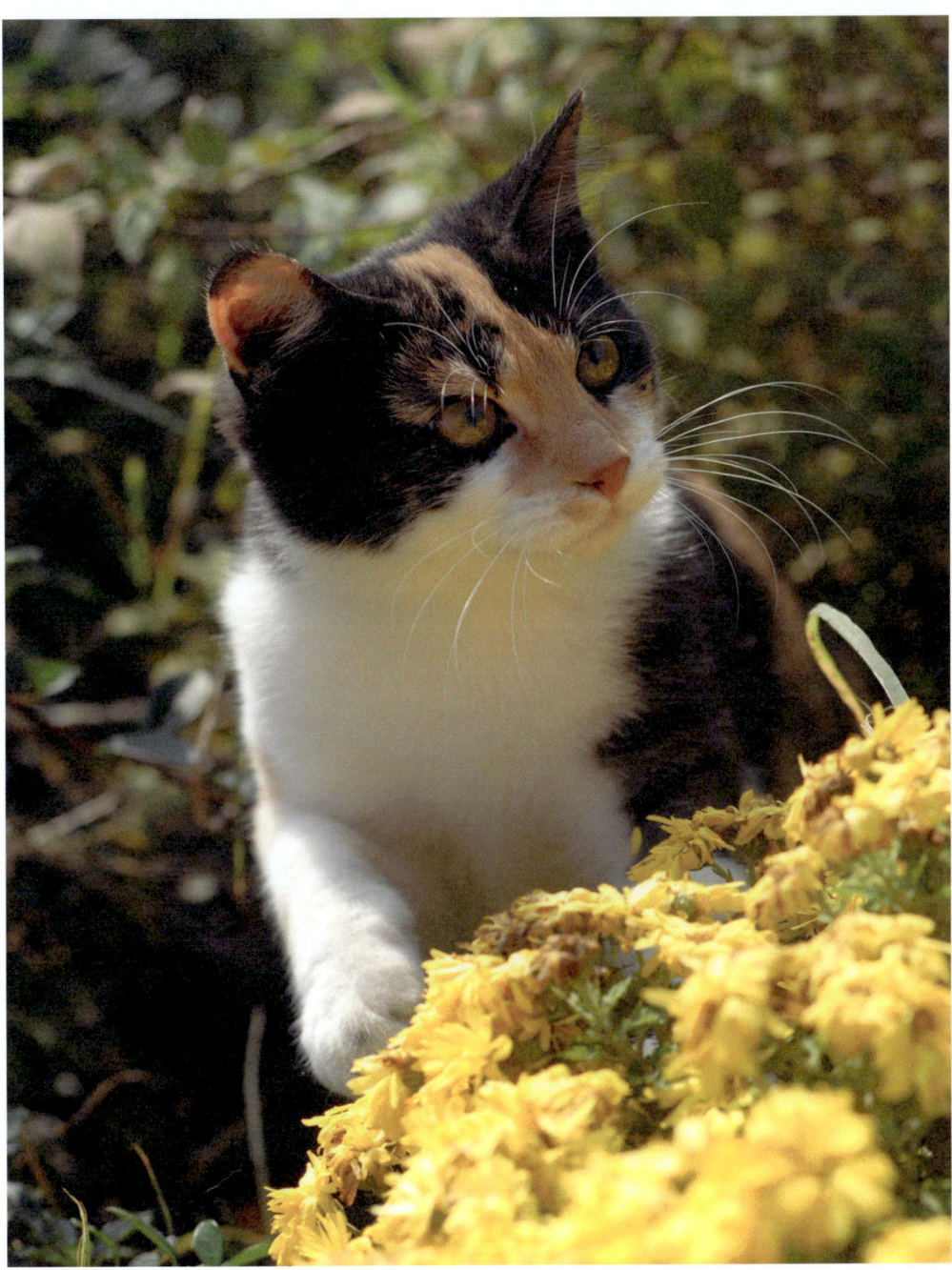

Besonderheiten in der Tierheilkunde & Anwendungstipps

Leichte Biss- oder Schnittwunden (je nach Umfang und Zustand der Wunde), Blutergüsse oder Quetschwunden sprechen nach erfolgter Wundreinigung gut auf Umschläge aus Johanniskrauttee oder -tinktur an.

Auch Verletzungen besonders nervenreicher Gewebe, wie zum Beispiel das der Schwanzspitze, profitieren vom Johanniskraut.

So fördert Johanniskraut auch die Wundheilung, etwa bei Sonnenbränden oder Schürfwunden.

Ein weiteres Einsatzgebiet der äußerlichen Anwendung sind leichte Verbrennungen oder Erfrierungen (suchen Sie hier im Zweifelsfall umgehend das tiermedizinische Fachpersonal Ihres Vertrauens auf!).

Oder hat Ihr Minitiger eine Verstauchung? Sind seine Sehnen, Bänder oder Muskeln gezerrt? Womöglich hat er sogar einen Kapsel- oder Bänderriss erlitten? Dann unterstützt neben Umschlägen aus Arnikatinktur ein innerlich verabreichter Tee aus frischem oder getrocknetem Johanniskraut die kätzische Genesung.

Hinweise

▷ Das im Johanniskraut enthaltene Hypericon reagiert bei intensiver Sonnenbestrahlung photosensibilisierend und löst unter Umständen bei Mieze und Mensch eine allergische Reaktion aus.
Felide Sonnenbäder im Anschluss an den Gebrauch sollten also möglichst unterbleiben.

▷ Meiner Meinung nach ist der Einsatz des zuvor beschriebenen Rotöls bei unseren feliden Pelzträgern nur dann empfehlenswert, ist die Blessur vom Fell befreit und das Öl kann sparsam direkt auf der Tierhaut beziehungsweise an den Wundrändern aufgetragen werden.

Kamille, Echte

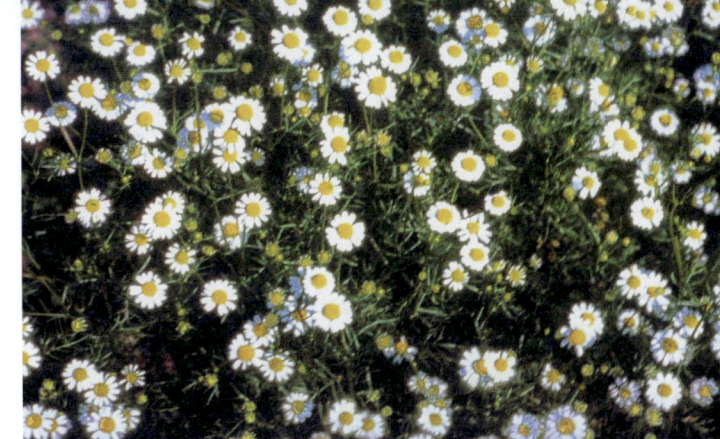

Botanischer Name:
Chamomilla recutita

Familie: Asteraceae (Korbblütengewächse)

Pflanzenbeschreibung: Reden wir umgangssprachlich von der »Feldkamille«, so meinen wir im Gros der Fälle die bei uns in Europa weit verbreitete Echte oder auch Deutsche Kamille. Bevorzugt ist sie auf Äckern, Schuttplätzen, an Wegrändern, Böschungen und in Getreidefeldern anzutreffen.

Einjährig treibt die anspruchslose Pflanze aus einer kurzen Wurzel einen etwa zwanzig bis fünfzig Zentimeter hohen Stängel.

An ihm sitzen die zwei- bis dreifach fiederteiligen Blätter. Die von Mai bis Juni blühenden Köpfchen bestehen aus kranzförmig angeordneten weißen Strahlenblüten und bis zu fünfhundert gelben Strahlenblüten.

Die Früchte der Kamille sind klein und leicht – zwanzigtausend Stück wiegen gerade mal ein Gramm.

Verwendete Pflanzenteile: Blüten, Kraut

Ernte und Aufbereitung: Sammeln Sie bevorzugt am dritten bis fünften Tag nach dem Aufblühen die goldgelb-weißen Blütenköpfchen, also ohne Stiele oder Blätter. Trocknen Sie die Pflanzenteile der Kamille dann an einem luftigen und schattigen Ort bei Temperaturen nicht über 45 Grad.

 ✳ Da die Echte Kamille wild wachsend bei uns mittlerweile recht selten geworden ist, empfehle ich Ihnen den Erwerb des getrockneten Krauts in der Apotheke.

 Gleichzeitig entfällt damit für Sie auch eine eventuell erforderliche Aufbereitung der Blüten.

Wichtigste Inhaltsstoffe sind ätherische Öle, Flavonoide, Terpene, Glykoside, Kalium und Fettsäuren,

aus denen sich die

körperlichen Wirkungen wie bakteriostatisch, blutstillend, entzündungshemmend, immunstimulierend, verdauungsfördernd, wundheilend

ergeben.

Anwendung als Tee (<u>A</u>), Inhalation, Kompresse, Kräuterkissen, Umschlag

innerlich bei Erkältungen, Magenverstimmungen

äußerlich bei Entzündungen der Schleimhäute im Schnauzen- (Nase, Maul), Anal- und Genitalbereich

In der Volksheilkunde

Äußerlich wird die Echte Kamille gern wegen ihrer entzündungshemmenden Eigenschaften bei schlecht heilenden Wunden eingesetzt:

Bäder mit Kamillenzusätzen oder feuchte Umschläge auf Wunden haben sich ebenso bewährt wie Spülungen bei entzündeter Mund- oder Rachenschleimhaut. Häufig wird auch empfohlen, derartige Verletzungen mit Kamillenumschlägen zu unterstützen.

Innerlich angewendet eignet sich Kamillentee bei akuten Magenbeschwerden. Und auch chronisch entzündete Magenschleimhäute sprechen auf eine Kur mit Kamillentee gut an, gegebenenfalls in Kombination mit Pfefferminze oder Melisse.

Zur Behandlung von akuten und chronischen Schleimhautentzündungen der Nase und des Rachenraums, bei Entzündungen der Nebenhöhlen oder auch chronischem Schnupfen sind Dampfbäder aus Kamillenblüten ebenfalls sehr geeignet.

Besonderheiten in der Tierheilkunde & Anwendungstipps

Bei äußerer Anwendung als Umschlag oder Kompresse leistet die Heilpflanze unseren Miezen gute Dienste bei Entzündungen der Schleimhäute an Nase, Maul, Anal- und auch Genitalbereich.

Bei Zahnfleischentzündungen hilft es, Kamillentee in eine Einwegspritze ohne Nadel aufzuziehen und über das Zahnfleisch der Katze rinnen zu lassen. Sprühen Sie bei einem Ekzem gekühlten Kamillentee mit einer Sprayflasche auf die entzündeten Hautstellen. Bei Blasenentzündungen, Magenkrämpfen und -koliken legen Sie Ihrer Katze zusätzlich ein mit Kamillenblüten gefülltes, warmes Säckchen auf.

Innerlich als Tee verabreicht unterstützt Kamille bei Magenbeschwerden wie Koliken oder Magenschleimhautentzündungen ohne Erbrechen. Ebenso regt sie innerlich als Tee oder verdünnte Tinktur den Appetit an.

In Anlehnung an die zuvor benannten menschlichen Anwendungsgebiete stellt die Echte Kamille auch einen wunderbaren Helfer rund um den Katzenschnupfen dar:

Säubern Sie mit einem in Kamillentee getränkten sauberen Tuch behutsam die Augenumgebung plus Nasenlöcher, um die Atemwege freizuhalten.

Oder lassen Sie die Katze, je nach Schweregrad der Erkrankung, vorsichtig mit heißem Kamillentee inhalieren.

Für Augenwaschungen verwenden Sie durch Filterpapier abgegossenen Kamillentee.

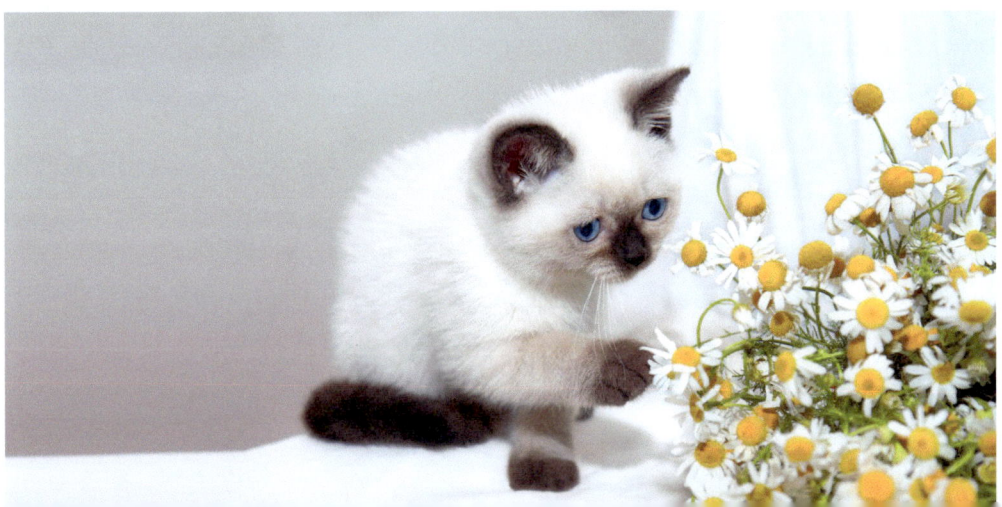

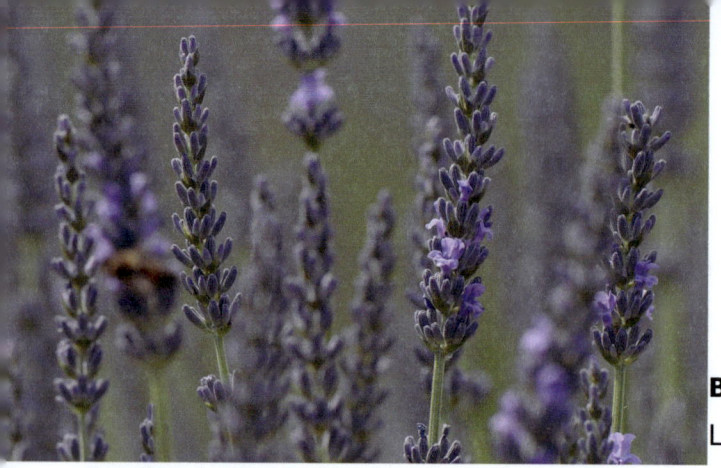

Lavendel, Echter

Botanischer Name: Lavandula officinalis

Familie: Labiatae/Lamiaceae (Lippenblütler)

Pflanzenbeschreibung: Der Lavendel ist ein mehrjähriger Halbstrauch, der eine Höhe von fünfzig bis zu hundert Zentimeter erreicht.

Ursprünglich ist die Heilpflanze in den Küstenregionen Südeuropas heimisch. Dort erstreckt sich ihr Vorkommen von 800 bis hinauf zu 1 800 Meter. Je nach Höhenlage bevorzugt der Lavendel dann Kalkböden mit trockener und sehr sonniger Lage, in den Niederungen gedeiht er auch auf eher schattigen Hängen.

Bereits seit vielen Jahren wird der Lavendelstrauch in mitteleuropäischen Gärten als Zierpflanze kultiviert.

Seine gegenständig angeordneten Laubblätter sind länglich geformt und verschmälern sich an beiden Enden. Junge Blätter sind weich-filzig und von grau-blauer Farbe, die mit steigendem Alter vergrünt.

Der bis zu acht Zentimeter lange Blütenstand wird aus sechs- bis zehnblütigen Scheinquirlen gebildet. Dessen Hochblätter haben eine Länge von etwa acht Millimetern und sind in der für die Pflanze so typischen blauvioletten Schattierung gefärbt.

Diese wenigen langen Triebe des Echten Lavendelstrauchs wachsen dünn in kleinen Büscheln.

Verwendete Pflanzenteile: blühende Sprossspitzen

Ernte und Aufbereitung: Legen Sie die geernteten Blüten auf einer geeigneten Unterlage aus und lassen Sie sie an einem schattigen und luftigen Ort trocknen.

Wichtigste Inhaltsstoffe sind ätherische Öle, Gerbstoffe, Flavonoide, Phytosterole, Cumarine und Bitterstoffe,

aus denen sich die

körperlichen Wirkungen wie antibakteriell, antimykotisch, antiseptisch, ausgleichend/(stark) beruhigend, entschlackend, entzündungshemmend, krampflösend, schmerzmindernd, wundheilend, zellregenerierend

ergeben.

Anwendung als Tee (<u>A</u>), Kompresse, Kräuterkissen, Umschlag

innerlich bei Asthma, Bronchitis, Husten, Lungenerkrankungen, Nervosität, Rheuma

äußerlich bei Ekzemen, Insektenstichen, Parasitenbefall, Wunden, Hautabschürfungen

In der Volksheilkunde

Der botanische Namen des Lavendel leitet sich ab vom lateinischen »lavare«, also »waschen« oder »reinigen«.

Bereits im alten Rom wurden die duftenden Blütenblätter des Lavendel als Wasch- und Badezusatz verwendet.

Auch verbrannten Römer, Perser und Griechen den Lavendel, um Krankenzimmer zu reinigen.

Neben seiner Aufgabe als Duftgeber in diversen Parfumessenzen wurde der Lavendel im mittelalterlichen Frankreich auch im Kampf gegen Pest und Cholera eingesetzt.

Die Benediktinerin und Gelehrte Hildegard von Bingen (1098 bis 1179) verwendete das Extrakt der Heilpflanze im 12. Jahrhundert als Mittel gegen Kopfläuse und legt uns den Lavendel zwecks »Förderung eines reinen Charakters« nahe.

Damals wie heute sind Lavendelblüten zusammen mit Hopfen und Melisse ein beliebter Bestandteil sogenannter »Schlafkissen«, da sie beruhigend auf das Zentralnervensystem und das Nervensystem der Luftröhre einwirken. So gleicht Lavendel bei allen Formen einer vegetativen Dystonie aus und entspannt.

Auch bei Appetitlosigkeit, Kopfschmerzen, Migräne, Durchfall, Übelkeit, Koliken und als Gallemittel ist Lavendel in der Volksmedizin bekannt.

Und um die Bedeutung des Echten Lavendels in der Medizin und seine pharmazeutische Nutzung zu betonen, hat NHV Theophrastus ihn zur Heilpflanze des Jahres 2008 gewählt.

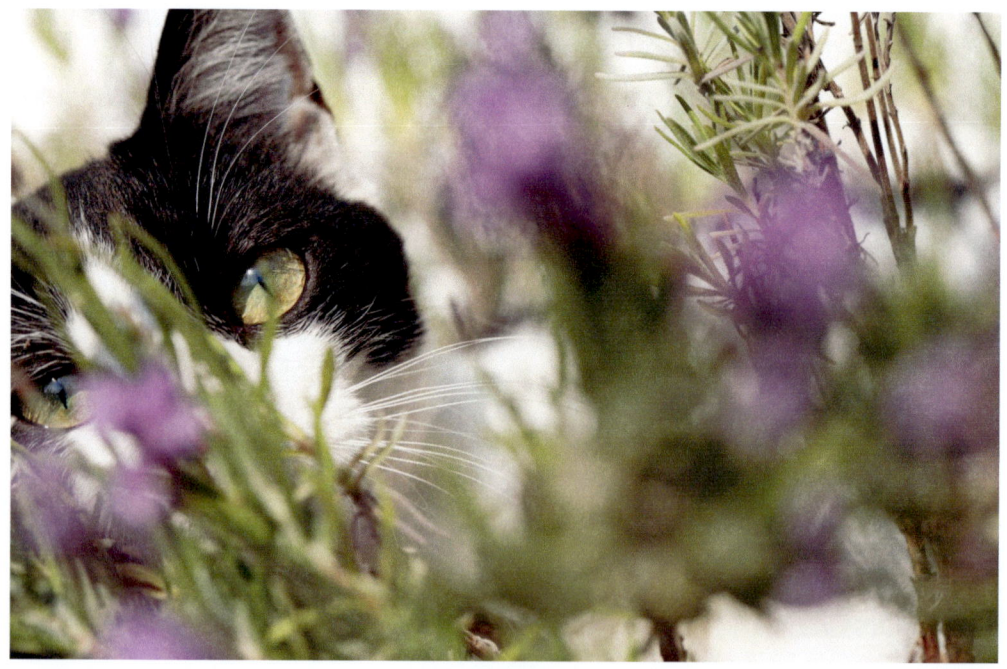

Besonderheiten in der Tierheilkunde & Anwendungstipps

Wie in der Human- werden in der Tierheikunde überwiegend die Lavendel-blüten genutzt. Sie haben sich als ausgleichend, antirheumatisch und schmerzlindernd bewährt.

Ebenso zuverlässig unterstützt der Lavendel insbesondere bei Unruhezu-ständen, auch der Verdauungsorgane, bei Hyperaktivität und Kraftlosigkeit. Dies gilt gleichfalls bei Katzen mit unruhigem Schlaf inklusive Zuckungen der Gliedmaßen.

Auch bei Erkältungskrankheiten, insbesondere mit krampfartigem Husten, Halsschmerzen, Entzündungen der Nasenschleimhaut (Rhinitis) oder der Nasennebenhöhlen (Sinusitis), steigert Lavendel die Abwehrkräfte, akti-viert die Lymphe und gleicht aus.

Lavendel bietet sich ebenfalls an bei Hauterkrankungen wie Pilzbefall an Pfoten und Krallen beziehungsweise Verpilzungen der Haut, aber auch fet-tigem, schuppigem Fell und Haarausfall.

Betupfen Sie bei Insektenstichen oder Pilzbefall die betreffenden Stellen lokal sparsam mit verdünntem Lavendelöl.

Dabei sollten Sie für Katzen ausschließlich auf 100 Prozent naturreines ätherisches Öl des Echten Lavendel zurückgreifen — gegebenenfalls stark verdünnt in Johanniskraut- oder Ringelblumenöl im Verhältnis zwei Tropfen ätherisches Öl auf einen Esslöffel fettes Basisöl.

Tauchen Sie bei Lefzen- oder Mundschleimhautentzündungen ein Stück Mull in kalten Lavendeltee und tupfen damit die betroffenen Stellen ab.

Spülen Sie bei fettigem, schuppigem oder auch ausfallendem Katzenfell äußerlich mit kaltem (beziehungsweise aus Akzeptanzgründen abgekühl-tem) Lavendeltee.

Füllen Sie zur Parasitenabwehr ein Kissen mit Lavendel-, Melisse-, Ros-marin- und Salbeiblüten und legen es unter die Schlafstatt Ihrer Katze.

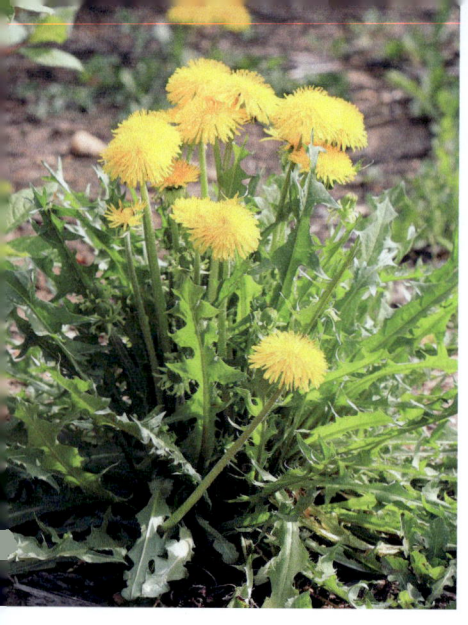

Löwenzahn

Botanischer Name: Taraxacum officinale

Familie: Asteraceae (Korbblütengewächse)

Pflanzenbeschreibung: Mit seinen rosettenartig angeordneten, unterschiedlich tief gesägten oder gespaltenen Blättern, der fülligen Pfahlwurzel und den leuchtend gelben Blütenköpfen ist der Löwenzahn wohl die bekannteste und mit am weitesten verbreitete Pflanze auf der nördlichen Erdhalbkugel.

Robust und anpassungsfähig lehrt die »Butterblume« aus der Familie der Korbblütler zahlreiche Gartenfreunde als Unkraut das Fürchten.

Kinder hingegen nutzen den Blütenstiel gern als eine Art »Tröte« oder lassen als sogenannte »Pusteblume« die herangereiften braunen Früchte mit ihren fallschirmartigen Anhängen begeistert mit dem Wind davonfliegen.

Verwendete Pflanzenteile: Wurzel, Kraut beziehungsweise Blattrosette

Ernte und Aufbereitung: Die beste Zeit, frischen Löwenzahn zu sammeln, sind die Monate April und Mai.

Alternativ dazu können Sie selbstverständlich auch die Wurzel unter Zuhilfenahme eines Wurzelstechers aus dem Boden ernten. Hängen Sie diese dann gespalten zusammen mit der gleichfalls geernteten Blattrosette an einen luftigen Ort zum Trocknen auf oder geben Sie das frische Kraut bei 40 Grad zum Trocknen in den Ofen.

Wichtigste Inhaltsstoffe sind Vitamine, Bitterstoffe, Carotine, Flavonoide, Gerbstoffe, Mineralien, Spurenelemente und Schleime,

aus denen sich die

körperlichen Wirkungen wie appetitanregend, blutbildend, blutreinigend, entschlackend, harntreibend, stärkend, tonisierend ergeben.

Anwendung als Presssaft, Kraut
innerlich bei Leber- und Gallenschwäche, Nieren- und Gallensteinen, Abgeschlagenheit, Schwäche, Appetitlosigkeit, Rheuma, Gicht

In der Volksheilkunde

Reich an Bitterstoffen und Flavonoiden, eignen sich Wurzel und Kraut des Löwenzahns zur Aktivierung der Funktionen von Leber und Niere. Wobei insbesondere der ungewöhnlich hohe Kaliumanteil für die allgemein bekannte harntreibende Wirkung verantwortlich ist.

Ebenso fördern die Inhaltsstoffe Gallebildung und Gallefluss, stärken die Durchblutung des Bindegewebes und kräftigen insgesamt das Allgemeinbefinden geschwächter Menschen.

Einen besonderen Ruf hat sich der Löwenzahn als Bestandteil entschlackender Kuren im Frühjahr oder Herbst erworben. Etwa sechs Wochen lang Löwenzahntee oder Löwenzahnsaft genossen, lassen den Kurenden gestärkt und regeneriert daraus hervorgehen.

Schmerzende Stoffwechselstörungen, die wie Gicht oder Rheuma mit Schädigungen des Bindegewebes einhergehen, werden durch eine Kur mit Löwenzahn gemildert.

Hinweis

▷ Bei bestimmungsgemäßem Gebrauch des Löwenzahns sind trotz des bitteren »Milchsaftes«, der bei Verletzung der Pflanzenteile austritt, bislang keine Risiken oder Nebenwirkungen bekannt.

Besonderheiten in der Tierheilkunde & Anwendungstipps

Auch unsere Samtpfoten profitieren von den blutreinigenden, entwässern-den und regenerierenden Eigenschaften des Löwenzahns.

Folglich eignet er sich gut bei Arthrose und rheumatischen Beschwerden. Und auch an funktionalen Magenstörungen, Koliken oder Krämpfen lei-dende Stubentiger sprechen gut auf die Inhaltsstoffe des Löwenzahns an.

Des Weiteren zeichnet sich der Löwenzahn durch seine remineralisieren-den Inhaltsstoffe aus, die dem Katzenorganismus beispielsweise wichtige Vitamine und Spurenelemente zuführen oder etwa die Enzymbildung anre-gen.

Dank dieser stoffwechselaktivierenden Eigenschaften empfiehlt sich der Löwenzahn quasi als ein »Jungbrunnen« der besonderen Art.

✳ Zur Ausleitung oder auch Entgiftung sollten Sie Löwenzahn mit anderen Kräutern wie etwa Brennnessel kombinieren oder wech-selweise füttern.

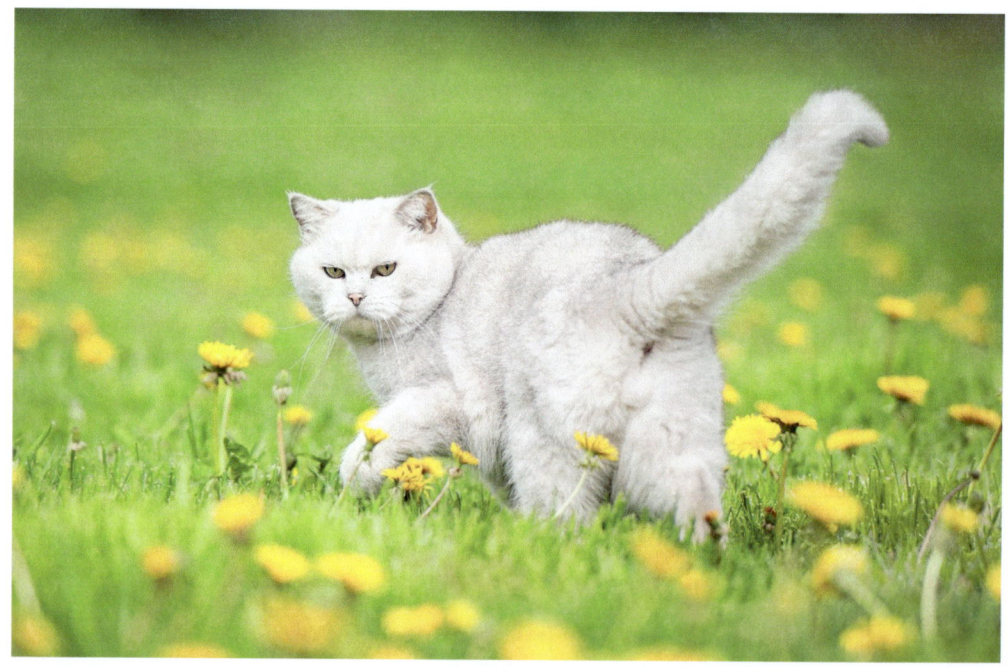

Melisse

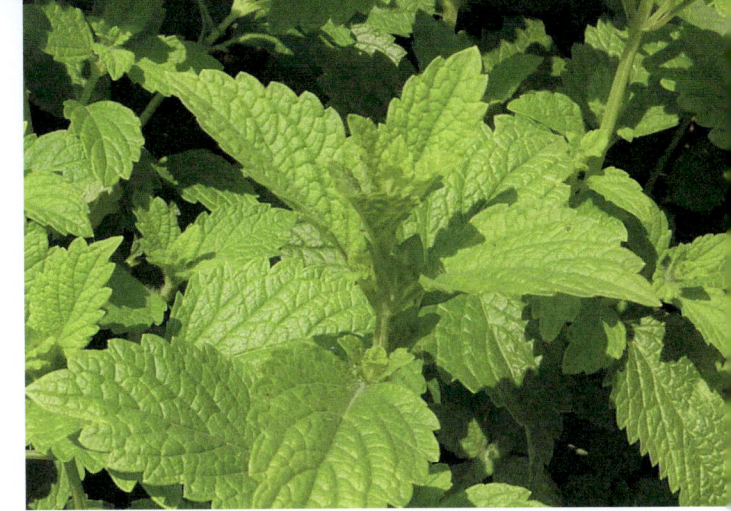

Botanischer Name:

Melissa officinalis

Familie: Labiatae/Lamiaceae (Lippenblütler)

Pflanzenbeschreibung:

Ursprünglich aus dem östlichen Mittelmeer stammend, ist die ausdauernde Staude mittlerweile bei uns in vielen Kräutergärten beheimatet. Sie gehört zur Familie der Lippenblütler, was sich an ihren von Juni bis August erscheinenden kleinen, weißen Blüten zeigt.

Die Melisse liebt sonnige Standorte mit nährstoffreichem Boden und dankt uns das mit einem besonders intensiven Duft. Ein Wohlgeruch, den Bienen lieben. Und so kam die Pflanze auch schlussendlich zu ihrem Namen, da das griechische »Melissa« sinngemäß »honigsüß«, aber auch »Honigbiene« bedeutet.

Im deutschen Volksmund ist die Melisse auch bekannt als »Bienenkraut«, »Frauenwohl«, »Zitronenkraut« oder »Zitronenmelisse«.

In der Schweiz hingegen verbirgt sich hinter der Bezeichnung »Melisse« zumeist die sogenannte Goldmelisse (Monarda didyma).

Verwendete Pflanzenteile: Blätter

Ernte und Aufbereitung: Die Melissenblätter sollten unbedingt vor der Blütezeit geerntet und schonend bei maximal 40 Grad getrocknet werden. So bewahren Sie deren angenehmen Geruch und Geschmack.

Wichtigste Inhaltsstoffe sind ätherisches Öl mit Citronellal, Citral und Caryophyllen, Mineralstoffe, Flavonoide, Gerb- und Bitterstoffe,

aus denen sich die

körperlichen Wirkungen wie antiviral, herzwirksam, hormonell ausgleichend, immunstimulierend/ -stärkend, krampflösend
ergeben.

Anwendung als Kräuterkissen, Tee (<u>A</u>), Tinktur
innerlich bei Magen-, Leber- und Galleleiden, Nervosität/nervösem Herzen, Reizüberflutung, Erkältungs- und Infektionskrankheiten

In der Volksheilkunde
Im Vordergrund stehen die beruhigenden und ausgleichenden Auswirkungen der Melisse.

Folglich wird sie neben nervösen Schlafproblemen auch eingesetzt bei Kreislauflabilität, Wetterfühligkeit, nervösen Herzbeschwerden, nervösen Magen-, Darmbeschwerden oder auch nervösem Kopfschmerz.

Dementsprechend ist die Melisse als Naturarznei Namensgeberin und Komponente eines der ältesten und geläufigsten Heilpflanzendestillate.

Ebenso bekannt ist die antivirale Eigenschaft der Melisse. Weshalb sie sich gleichfalls zur Abwehrsteigerung bei infektiösen Erkrankungen wie Herpes oder Gürtelrose eignet.

Des Weiteren wird die Melisse ihrem ausgleichenden Ruf im Bereich des weiblichen Hormonsystems gerecht. Hier reguliert sie beispielsweise Hormonschwankungen während der Wechseljahre oder beeinflusst unregelmäßige Menstruationszyklen.

Daneben weist die Melisse auch bei Blutergüssen, Insektenstichen, rheumatischen Beschwerden, Prellungen oder Gliederschmerzen lindernde Eigenschaften auf.

Besonderheiten in der Tierheilkunde

Die entspannenden und krampfstillenden Inhaltsstoffe der Melisse beruhigen den nervösen Katzenmagen oder das nervös flatternde Katzenherz.

So sollte bei Erbrechen vor einer Eigenbehandlung durch den oder die KatzenhalterIn ein Befund durch eine tiermedizinische oder -therapeutische Fachkraft erstellt werden. Lassen Sie den Stubentiger bis dahin Fasten beziehungsweise Teefasten, etwa mit Melissentee zur Krampflösung, bis das Erbrechen nicht mehr auftritt.

Die in der Melisse enthaltenen Bitterstoffe haben gleichfalls karminative (»windtreibende«) Eigenschaften, regen die Produktion von Magen- und Gallesäften an und fördern damit schlussendlich die Verdauung. Zudem sind sie abwehrsteigernd.

Rezepttipp

Mein besonderer Tipp zur Melisse ist die unter Katzen weit verbreitete Reisekrankheit, die sich an Symptomen wie Übelkeit, Erbrechen oder auch Schwindel zeigt.

Dank ihrer speziellen Kombination an Inhaltsstoffen besänftigt die Melisse in dieser stressigen Konstellation den durch die ungewohnten Bewegungen und Beschleunigungen in Verbindung mit dem Zwangsaufenthalt im ungeliebten Kennel rebellierenden Katzenorganismus und das aufbrausende Katzengemüt.

Verabreichen Sie die Melisse bereits vor Fahrtbeginn und auch während der Reise innerlich als Tee/Tinktur.

Haben Sie dazu während der Fahrt keine Möglichkeit, oder verweigert das Tier jegliche Flüssigkeitsaufnahme, wenden Sie ein oder zwei Tropfen des zu 100 Prozent naturreinen ätherischen Öls der Melisse auf einem geeigneten Duftträger im Fahrgastraum an.

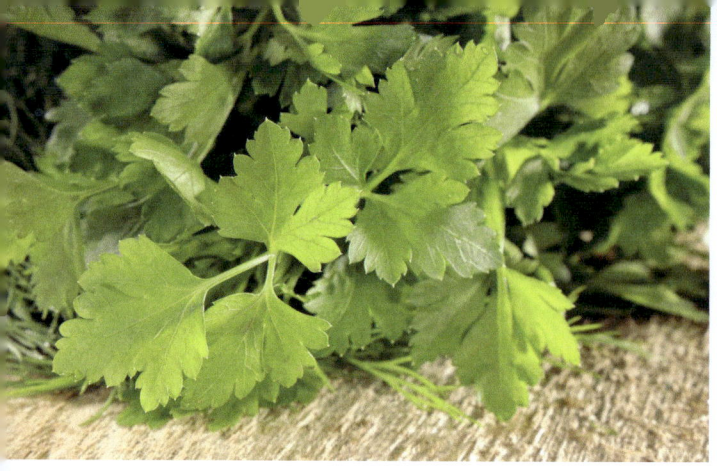

Petersilie

Botanischer Name:
Petroselinum crispum
Familie: Apiaceae
(Doldenblütengewächse)

Pflanzenbeschreibung: Die zweijährige Blattpetersilie treibt aus einer spindel- bis rübenförmigen Wurzel ihre verzweigten und fein gerillten Stängel, die bis zu einem Meter hoch werden können.

Die Pflanze ist eines der bekanntesten und beliebtesten Kräuter zur Würzung von Salaten, Suppen oder Kräuterquarks.

Für deren Anzucht im eigenen Garten eignet sich ein halbschattiger bis sonniger Platz mit nährstoffreichem Boden, der gegebenenfalls mit Humus angereichert werden sollte.

Doch auch in Blumentöpfen oder Pflanzschalen an einem geeigneten Standort gezogen, gedeiht die Petersilie mühelos.

Verwendete Pflanzenteile: Blätter

Ernte und Aufbereitung: Die beste Sammelzeit für frische Petersilienblätter sind die Monate April bis Oktober.

Wichtigste Inhaltsstoffe sind ätherisches Öl, Sesquiterpene, Flavonoide, Terpene, Furanocumarine und Phenylpropane,
aus denen sich die
körperlichen Wirkungen wie anregend, harntreibend, lockernd, tonisierend ergeben.

Anwendung als Tee (<u>A</u>), Tinktur, Kraut
innerlich bei Harnwegsentzündungen, Reizblase, Nierengrieß

In der Volksheilkunde

Bereits die Ärzte der Antike schätzten die Petersilie dank ihrer Inhaltsstoffe wie Vitamine, Eisen, und Gerbsäure als Heilpflanze.

Und auch heute noch greift die Volksheilkunde bei Beschwerden der Harnwege, insbesondere zur Vorbeugung von Blasen- oder Nierengrieß, und des Magen-Darm-Traktes innerlich auf die Blätter und die Wurzel der Petersilie zurück.

Stärker wirksam als das Kraut sind die Früchte oder besser gesagt der Samen der Petersilie. Traditionell bei schmerzhafter Regelblutung verwendet, kommen heutzutage die Früchte oder auch das ätherische Öl jedoch aufgrund ihrer wehenfördernden Nebenwirkung nicht mehr zum Einsatz.

Äußerlich eignet sich die Petersilie in Form von Bädern, Umschlägen oder Waschungen bei Hautreizungen, Kopfschuppen oder Geschwüren.

Besonderheiten in der Tierheilkunde & Anwendungstipps

In Anlehnung an die zuvor benannte Verwendung in der menschlichen Volksmedizin stellt die Petersilie dank ihrer harntreibenden, entkrampfenden und belebenden Eigenschaften einen geeigneten Helfer auch für das gesundheitliche Wohlbefinden unserer Sofalöwen dar:

Ein aus Petersilienblättern gewonnener Tee beschleunigt insbesondere im Rahmen einer Reduktionsdiät die Darm- und Nierentätigkeit einer etwas zu üppig geratenen Samtpfote.

Leidet Ihre Katze unter einer Blasenentzündung? Petersilie, als frisches Kraut oder Tee unter das dargereichte Futter gegeben, regt an und fördert die Funktion der Harnwege.

Diabetischen Katzen bietet neben Löwenzahn auch die Gabe eines aus Petersilie gewonnenen Tees oder einer Tinktur einen Weg, die Insulingabe eventuell zu reduzieren.

Zur Entwurmung eignet sich die Petersilie gleichfalls, indem Sie kurativ vier bis sechs Wochen lang täglich einen Teelöffel Aufguss verabreichen.

Legen Sie im Anschluss eine Pause von ebenfalls vier bis sechs Wochen ein und wiederholen Sie dann die Entwurmungskur.

Aufgrund des hohen Gehalts an Vitamin C, Eisen und Zink stimuliert die Petersilie und kann demgemäß nach Operationen, bei Appetitlosigkeit, »Frühjahrsmüdigkeit« oder allgemeiner Unlust Ihrer Samtpfote zum Einsatz kommen.

Hinweise

> ▷ Einige der in der Petersilie enthaltenen Stoffe können in zu hoher Dosierung zu Reizungen der Niere oder der Magen-Darm-Schleimhaut führen. Dies gilt insbesondere für alle Zubereitungen aus der Wurzel oder den Samen der Petersilie.
> Petersilie nicht bei Nierenentzündung Ihrer Katze verwenden.
> Um die Gefahr einer Fehlgeburt zu minimieren, sollten Sie trächtigen Kätzinnen möglichst keine Petersilie geben.

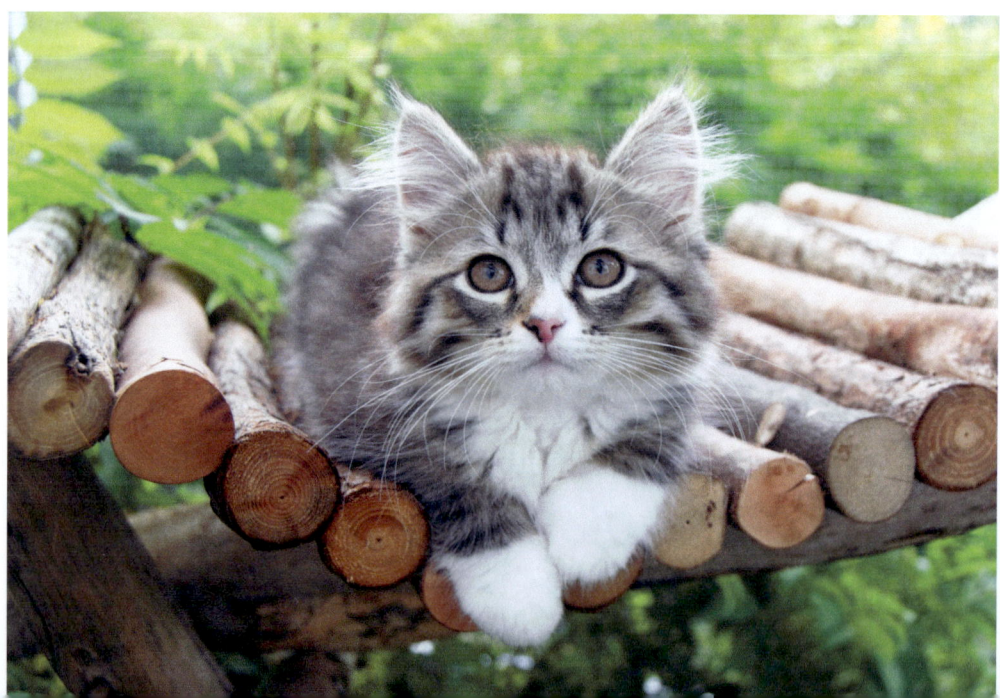

Ringelblume

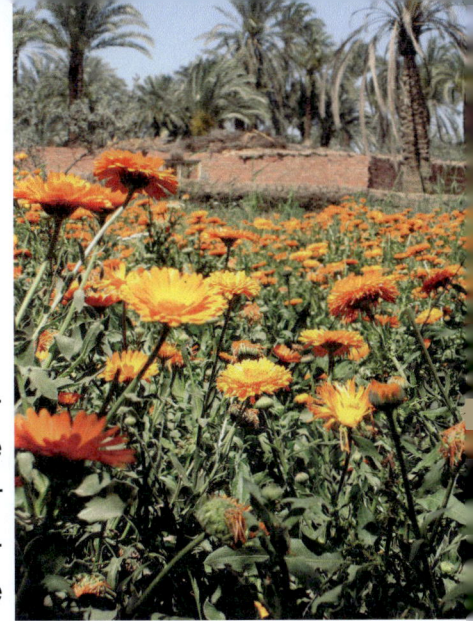

Botanischer Name: Calendula officinalis

Familie: Asteraceae (Korbblütengewächse)

Pflanzenbeschreibung: Ursprünglich in Südeuropa beheimatet, ist die Ringelblume heute aus unseren heimischen Gärten nicht mehr wegzudenken. Typisch für diese bis zu siebzig Zentimeter hoch werdende Zierpflanze sind ihre orange-gelben Korbblüten, die einen Durchmesser von mehr als vier Zentimetern erreichen. Ihre leuchtenden Blütenköpfe zeigt uns die einjährige Pflanze in der Zeit von Juni bis Oktober.

Verwendete Pflanzenteile: Die Volksmedizin erntet die ganze Blüte (Calendulae flos) und gebraucht sie – wobei es Ihnen natürlich freigestellt ist, ausschließlich die Strahlenblüten zu verwerten.

Ernte und Aufbereitung: Sind die Blüten im vollaufgeblühten Zustand, werden sie bei sehr trockenem Wetter gesammelt und anschließend an einem luftigen Ort, ohne weitere Wärmequelle, rasch getrocknet.

> ✳ Sollten Sie keine Ringelblumen in Ihrem Garten kultivieren, empfehle ich Ihnen den Erwerb der getrockneten Blütenblätter in der Apotheke. Gleichzeitig entfällt damit für Sie auch eine eventuell erforderliche Aufbereitung der Blüten.

Wichtigste Inhaltsstoffe sind Flavonoide, Caratinoide, Triterpensaponine, aus denen sich die

körperlichen Wirkungen wie abschwellend, antibakteriell, anregend, entzündungshemmend, krampflösend, reinigend
ergeben.

Anwendung als Tee (<u>A</u>), Kompresse, Tinktur, Salbe, Umschlag

äußerlich bei Ekzemen, Insektenstichen, Verbrennungen, Wunden (kleiner/offen/schlecht heilend)

In der Volksheilkunde

Zusammen mit ihrer aktiven Unterstützung der Granulationsbildung neu wachsender Haut ist die Ringelblume bei allen Arten von Riss-, Quetsch- und Brandwunden als bewährtes Hausmittel zur äußerlichen Anwendung seit jeher bekannt.

In ihre Zuständigkeit fallen somit auch Anwendungsgebiete wie schlecht heilende Wunden, Krampfadern oder Unterschenkelgeschwüre.

Ebenso unterstützt die Ringelblume bei akut auftretenden Beschwerden wie Blutergüssen, Schnittwunden, leichten Brandwunden, Nagelbettentzündungen, Sonnenbrand oder gesprungenen Lippen.

Als Einzelmittel innerlich kaum noch angewendet, stärkt ein Tee aus Ringelblume das Verdauungssystem, leistet gute Dienste gegen Kopfschmerzen oder lindert Frauenbeschwerden.

Lokal innerlich angewendet, eignet sich die Ringelblume im Mund- und Rachenraum bei Entzündungen der Schleimhaut, etwa bei Zahnfleisch- oder Mundschleimhautentzündung.

Übrigens heißt es, die Blüten der Ringelblume seien eine Art »pflanzlicher Luftdruckmesser«: Ist der Blütenkelch zwischen 6 Uhr und 7 Uhr geöffnet, bedeute das schönes Wetter. Ist der Blütenkelch morgens nach 7 Uhr (weiterhin) geschlossen, kündige das einen regnerischen Tag an.

Und auch als »Liebesorakel« durch Zupfen der Blütenblätter oder durch das Auftragen einer ringelblumenhaltigen Salbe vor dem Schlafengehen für süße Träume vom zukünftigen Liebsten wird die Ringelblume genutzt.

Besonderheiten in der Tierheilkunde

Hier liegt der Schwerpunkt unbestritten bei der äußeren Anwendung.

Hat sich ihre Katze durch einen Schnitt, Biss oder Quetschung verletzt, eignet sich eine verdünnte Ringelblumentinktur zur Wundreinigung.

Vor allem Schürfwunden sprechen erfahrungsgemäß gut auf eine Behandlung mit Ringelblume an.

Bei einer Verbrennung beschleunigen Kompressen mit Tinktur oder Salbe aus Ringelblume nach der erforderlichen Erstversorgung den Genesungsprozess und mildern den Schmerz.

Ebenso lindern die Inhaltsstoffe der Ringelblume sowohl Ohrrandekzeme als auch Entzündungen des äußeren Gehörgangs.

Als Lotion oder Salbe befeuchtet die Ringelblume die Haut und unterstützt das Abheilen eines Ekzems.

Bei Verstopfung der Analbeutel erweicht eine warme Kompresse aus Ringelblumentee oder -tinktur die Drüsen und regt sie an. Dadurch lassen sie sich nach Auflegen der Kompresse leichter ausdrücken.

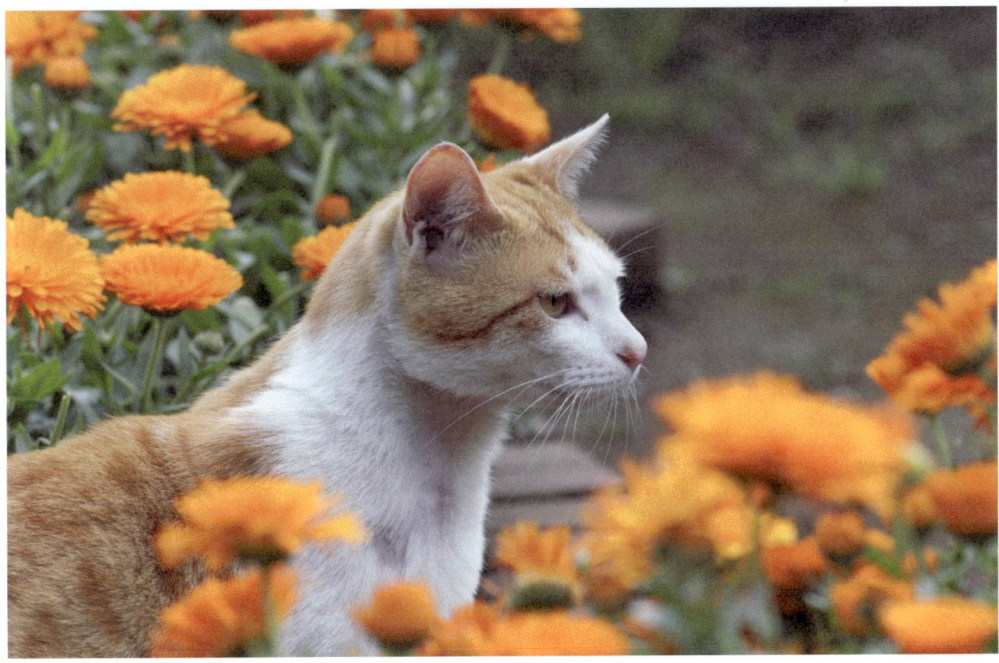

Rezepttipps

Leidet Ihre Katze unter einer Ohrenentzündung des äußeren Gehörgangs oder einem Ekzem am Ohrrand?

In dem Fall säubern Sie die betroffenen Hautstellen vorsichtig mit verdünnter Ringelblumentinktur und bestreichen Sie nachfolgend die betreffenden Stellen am Ohr mit ein wenig Tinktur.

(Verzichten Sie Ihrer Katze zuliebe dabei bitte gänzlich auf Wattestäbchen oder ähnliche »Gerätschaften«.)

Filtern Sie bei einer Augenentzündung Ihres Stubentigers den aus der Ringelblüte gewonnenen Tee besonders fein durch ein Filterpapier ab und waschen Sie anschließend behutsam das äußere Katzenauge dreimal täglich gemäß tierärztlicher Anweisung damit.

Bei einer Gesäugeentzündung legen Sie idealerweise einen kühlenden Umschlag auf die schmerzende Körperstelle der Kätzin.

Um einen verstopften Analbeutel Ihrer Katze zu erweichen und die Drüsenfunktion anzuregen, bereiten Sie eine warme Kompresse aus Tinktur oder Tee der Ringelblume zu.

Legen Sie diese drei- bis viermal täglich an.

✺ Wobei Abszesse generell mit einer verdünnten Mischung aus Ringelblumentinktur mehrfach täglich betupft werden können.
Die Anwendung dient dem Reifungsprozess und mildert die vorhandenen Schmerzen.

Hinweis

▹ Ringelblume nicht für frische Wunden Ihrer Katze verwenden.

Rosmarin

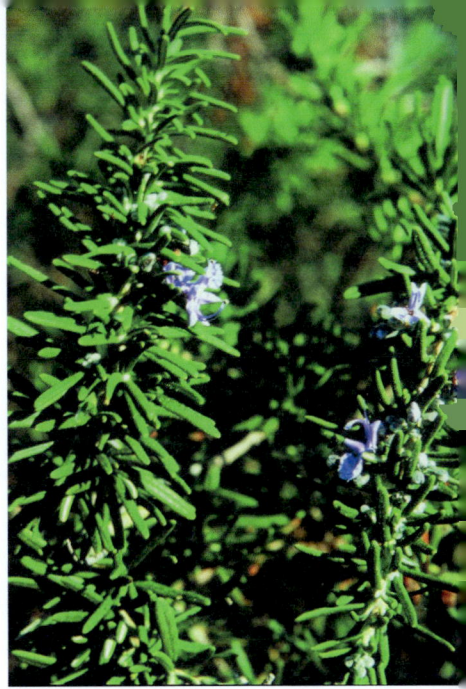

Botanischer Name: Rosmarinus officinalis

Familie: Labiatae/Lamiaceae (Lippenblütler)

Pflanzenbeschreibung: Rosmarin kann zu einem stattlichen Strauch von zwei Metern Höhe und mehr heranwachsen.

Seine stark verzweigten Äste sind sparrig und dicht mit geraden, ledrigen Blättern besetzt, deren Oberseite glänzt und die unterseitig filzig behaart sind.

Die blassblauen Blüten des Rosmarins ordnen sich im oberen Teil der Zweige zu Scheinquirlen an und sind verhältnismäßig klein.

Ihre Blütezeit ist von März bis Mai.

Als typische Pflanze der Mittelmeerländer bevorzugt der Rosmarin trockene, sonnige Hanglagen.

Aufgrund der klimatischen Gegebenheiten ist der Strauch bei uns nicht winterhart zu kultivieren. Alternativ bieten wir dem Rosmarin eine Heimat in zahllosen Blumentöpfen auf Fensterbänken, Balkonen und Terrassen.

Verwendete Pflanzenteile: Blätter

Ernte und Aufbereitung: Ernten Sie die Blätter vor der Blütezeit und trocknen Sie sie schnell, doch schonend.

Meiden Sie währenddessen Temperaturen höher als 35 Grad, um das ätherische Öl zu bewahren.

Wichtigste Inhaltsstoffe sind ätherische Öle, Harze, Gerbstoffe, Flavonoide, Bitterstoffe, Pflanzensäure und Saponin,

aus denen sich die

körperlichen Wirkungen wie antiseptisch, ausleitend, die Produktion von Gallensaft anregend, durchblutungsfördernd, entgiftend, stark auswurffördernd und schleimlösend, verdauungsfördernd

ergeben.

Anwendung als Kräuterkissen, Tee (<u>A</u>), Tinktur
innerlich bei Asthma, Erkältungskrankheiten, Bronchitis
äußerlich bei Arthritis, Ekzemen, Zahnfleischentzündungen

In der Volksheilkunde
Neben den in der Volksheilkunde häufig verwendeten Pflanzen wie Minze, Salbei, Thymian oder Lavendel scheint sich der Rosmarinstrauch schon von alters her einer besonderen Wertschätzung zu erfreuen.
Bereits in Gräbern des alten Ägypten wurden Reste von Rosmarin aufgefunden. Verwendet wurde die Pflanze unter anderem für rituelle Räucherungen. Das alte Rom und Athen verehrten den Rosmarin als heilige Pflanze, von Aphrodite den Menschen geschenkt. Als Alternative zum eher kostspieligen arabischen Weihrauch wurde der Rosmarin auch hier zum Bestandteil reinigender oder ritueller Räucherungen.
Ob daher auch die Annahme des Mittelalters stammt, Rosmarin wäre in der Lage, Elfen und andere Urwesen der Elemente anzulocken?
Alchemisten des 14. Jahrhunderts empfahlen beispielsweise, Rosmarinessenz im Haus zu verteilen, um »gute Geister« einzuladen.
Die Alchemisten der Renaissance hingegen verwendeten Rosmarin, um aus ihm das »Allheilmittel ›Pflanzenstein‹« zu gewinnen.

Zahlreiche Naturheilkundige wie Hildegard von Bingen, Sebastian Kneipp, Paracelsus oder Theophrast loben den Rosmarin und seine wohltuenden Eigenschaften für Hirn, Augen, Herz und Leber.

Weshalb der Rosmarin folgerichtig in den Jahren 2000 und 2011 zur Heilpflanze des Jahres gekürt wurde.

Besonderheiten in der Tierheilkunde & Anwendungstipps
Dank seiner durchblutungsfördernden Eigenschaften eignen sich Einreibungen mit Rosmarin bei Verletzungen wie Verstauchungen oder Blutergüssen, aber auch bei Arthrose, Gicht, Muskel- und Gelenkrheumatismus. Innerlich stärkt die Pflanze bei niedrigem Blutdruck oder Kreislaufschwäche und verhindert Durchblutungsstörungen der Extremitäten wie etwa kalte Pfoten.

Des Weiteren stärkt Rosmarin die Verdauung und unterstützt die Arbeit von Magen und Zwölffingerdarm. Auch werden Leber und Galle in ihrer Tätigkeit angeregt. Insgesamt wirkt Rosmarin damit appetitanregend.

Schmerzen des Nervensystems oder auch nervösen Herz- oder Kreislaufbeschwerden, Herzschwäche oder Erschöpfungszuständen setzt Rosmarin seine entspannenden, krampflösenden Eigenschaften entgegen.

Auch Ekzeme und juckende Hautstellen heilen dank der Unterstützung durch Rosmarin gut ab.

Hinweise
- ▷ Verwenden Sie Rosmarin nicht bei bekannten Allergien gegen Lippenblütler allgemein beziehungsweise Rosmarin im Speziellen.
- ▷ Aufgrund der Inhaltsstoffe sollten Sie Rosmarin bei Katzen bevorzugt kurzfristig und äußerlich anwenden.

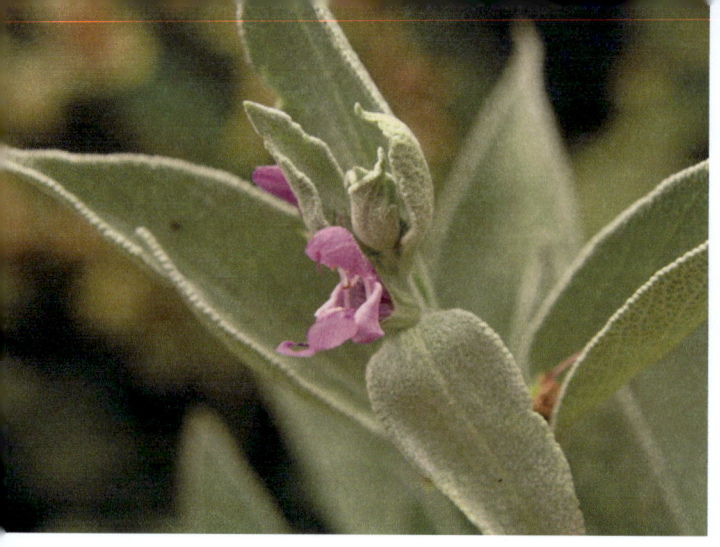

Salbei, Echter

Botanischer Name: Salvia officinalis

Familie: Labiatae/Lamiaceae (Lippenblütler)

Pflanzenbeschreibung:

Der bis zu sechzig Zentimeter hohe, immergrüne Halbstrauch mit seinen grünlich-grauen, unterschiedlich langen Blättern und den hell- bis violett-blauen Blüten wird dank seines hohen Wirkstoffgehalts bevorzugt als Arzneipflanze verwendet.

Ursprünglich im Mittelmeerraum beheimatet, ist der Echte Salbei mittlerweile auch in unseren heimischen Kräuter- und Nutzgärten zu einer beliebten Kulturpflanze geworden.

Verwendete Pflanzenteile: Blätter, Kraut

Ernte und Aufbereitung: Erfolgt die Anpflanzung einer Salbeistaude im Frühjahr, so kann bereits im folgenden Spätsommer die erste Blatternte erfolgen. Ab dem Folgejahr richtet sich der Erntezeitpunkt nach Bedarf und Anwendung; für arzneiliche Belange etwa werden ausschließlich die Salbeiblätter im Mai und September verwendet, also vor und nach der Blüte. Nach der Ernte werden die gesammelten Blätter rasch, aber schonend, an einem schattigen Ort getrocknet.

Als Küchenkraut hingegen empfiehlt sich zumeist die Verwendung frischer Salbeiblätter, beispielsweise fein gehackt dem Kochgut beigegeben.

> ▷ Im Gegensatz zum verwandten Wiesensalbei (Salvia pratensis), kommt der Echte Salbei wild wachsend nicht bei uns vor.

Wichtigste Inhaltsstoffe sind ätherisches Öl, Kampfer, Gerbstoffe, Gerbsäure, Bitterstoffe, Flavonoide, östrogenartige Stoffe, Salizylsäure, Saponine und Vitamine,

aus denen sich die

körperlichen Wirkungen wie anregend auf das Zentralnervensystem und
damit gegebenenfalls auch neurotoxisch, stark schleimlösend und auswurffördernd, stark krampflösend bis abortiv

ergeben.

Anwendung als Kräuterkissen, Spülung, Tee (A), Tinktur, Umschlag

äußerlich bei Entzündungen im Mund- und Rachenraum

innerlich bei Atemwegsinfekten, Heiserkeit

In der Volksheilkunde
Neben ätherischen Ölen enthält der Echte Salbei Gerbstoffe, Flavonoide
und Bitterstoffe, die ihn zu einem vielseitig verwendbaren Hausmittel werden ließen.

Dank seiner antimikrobiellen und antiviralen Eigenschaften ist die Salbei-
pflanze ein ideales Hausmittel bei Entzündungen im Mund- und Rachenraum. Im Vordergrund steht hier die äußerliche Anwendung.

In Kombination mit Kamille zu gleichen Teilen verstärkt sich die Wirkung.
Ein derartiger Tee eignet sich generell für Spülungen, feuchte Verbände,
Wundumschläge oder zum Gurgeln.

Des Weiteren setzt Salbei übermäßige oder auch nächtliche Schweißab-
sonderungen herab, ist krampflösend, wirkt bei Blähungen oder Durchfall,
reguliert verdauungsfördernd bei verdorbenem Magen beziehungsweise
beeinflusst Magen und Darm generell wohltuend.

Einen hilfreichen Beitrag soll Salbei wohl auch beim Abstillen leisten.

Der Gattungsname »Salvia« leitet sich ab vom lateinischen Wort »salvare«, also »heilen«.

Um die Bedeutung des Salbei in der Medizin und seine pharmazeutische Nutzung zu unterstreichen, haben ihn zum einen die Heilkräuterfreunde Deutschlands im Jahr 1998 und andererseits NHV Theophrastus für das Jahr 2003 zur Heilpflanze des Jahres ernannt.

Besonderheiten in der Tierheilkunde & Anwendungstipps

Antiseptisch und fiebersenkend eignet sich der Echte Salbei hervorragend für unsere Samtpfoten als Hustenmittel und bei Bronchitis. Ergänzt mit ein wenig Honig, lindert ein Salbeiaufguss Husten und Heiserkeit und stärkt die geschwächte Katzenlunge.

Entzündungen am Katzenmäulchen, dem Zahnfleisch oder im Rachen werden mit einer Spülung aus Salbeiaufguss oder -tinktur verbessert.

Die desinfizierenden Inhaltsstoffe zeigen ihre Wirkung auch beim Auswaschen von Wunden. Biss-, Schnitt- oder Quetschwunden, aber auch Probleme des Bewegungsapparates, wie Dehnungen, Zerrungen oder Risse, reagieren daher gut auf Umschläge mit Salbei. Was ebenso für entzündete oder gereizte Hautstellen gilt.

Hinweise

- ▷ Verwenden Sie Echten Salbei nicht bei bekannten Allergien gegen Lippenblütler allgemein beziehungsweise Salbei im Besonderen.
- ▷ Aufgrund des hohen Anteils an Thujon sollten Sie Echten Salbei bei Katzen bevorzugt kurzfristig und äußerlich anwenden.
- ▷ Keine Gabe an trächtige oder auch stillende Kätzinnen, da gemäß Volksmedizin Echter Salbei die Milchsekretion hemmt.

Schafgarbe

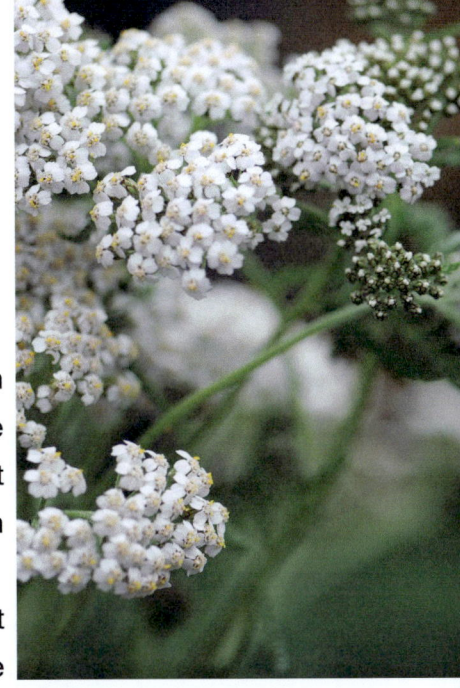

Botanischer Name: Achillea millefolium

Familie: Asteraceae (Korbblütengewächse)

Pflanzenbeschreibung: Die fünfzehn bis achtzig Zentimeter hoch werdende Schafgarbe ist in ganz Europa beheimatet und wächst als Kraut oder Halbstrauch an Weg- und Feldrändern und auf Wiesen. Widerstandsfähig gegen Kälte und Hitze stellt sie genügsam keine besonderen Ansprüche an den Boden. Aus ihrem kriechenden Wurzelstock entwickelt sich zuerst die Laubblattrosette mit ihren fiederschnittigen Blättern, anschließend die verzweigten Blütenstände.

Deren zahlreiche Blütenköpfe sind in einer doldigen Rispe am Stängelende angeordnet. Die Scheibenblüten der Köpfchen sind weiß bis schwach gelb, die Zungenblüten hingegen können weiß, rosa oder auch rot gefärbt sein.

Verwendete Pflanzenteile: Blüten, Blätter, Früchte

Ernte und Aufbereitung: In den Monaten Juni bis September wird das ganze blühende Kraut gesammelt. Nach dem Schnitt, etwa eine Handbreit über dem Boden, wird es gebündelt schattig zum Trocknen aufgehängt.

Wichtigste Inhaltsstoffe sind Bitterstoffe, Gerbstoffe, ätherische Öle, Flavonoide, Glykoside, Alkaloide, Phosphor, Kalium und Stickstoff, aus denen sich die

körperlichen Wirkungen wie blutreinigend, blutstillend, desinfizierend, entzündungswidrig, krampflösend ergeben.

Anwendung als Tee (<u>A</u>), Kompresse, Umschlag

innerlich bei Hämorrhoiden, Venenleiden, Erbrechen

äußerlich bei Hauterkrankungen, Blutergüssen, Wunden (eiternd)

In der Volksheilkunde

Achilles, der Held der griechischen Sagenwelt, soll der Pflanze ihren botanischen Namen verliehen haben. Gemeinsam mit seinem Freund Patroklos sei er durch einen heilkundigen Zentauren auf die wundheilenden Effekte dieser Pflanze hingewiesen worden.

Übrigens entstammt der Name »Garbe« dem germanischen »garwen«, was so viel heißt wie »bereitstehen« oder auch »heilen«.

Im Volksmund wird die Schafgarbe aufgrund ihrer fein gefiederten Blätter auch »Tausendblatt« oder »Augenbraue der Venus« genannt.

Andere volkstümliche Bezeichnungen wie »Bauchwehkraut«, »Blutstill-kraut«, »Grundheil«, »Jungfrauenkraut«, »Soldatenkraut« oder »Weh-kraut« weisen schon auf die bevorzugten Anwendungsgebiete der alten Heilpflanze hin.

Bei zahlreichen sogenannten »Frauenleiden«, die mit Schmerzen im Unterleib einhergehen, kommt die Schafgarbe als Tee oder Badezusatz unterstützend zum Einsatz.

Ebenso beliebt in der Volksheilkunde ist die Schafgarbe als Magenmittel, zur Appetitanregung, bei Galle- oder Darmbeschwerden oder zwecks Stimulation der Nierentätigkeit. Womöglich wurde sie darum auch Bestandteil von »Grut«, einer Mischung zum fruchtig-frischen Würzen von Bier.

Ferner kommt sie bei Kopfschmerzen, nächtlichen Wadenkrämpfen, Blutarmut zur Anwendung.

Überhaupt ist die Schafgarbe eine sehr alte Heilpflanze, die in der Volksheilkunde immer eine wichtige Rolle gespielt hat.

▷ Nahe verwandt mit Arnika, Kamille und Ringelblume verfügt die Schafgarbe zwar über ähnlich entzündungshemmende Inhaltsstoffe, ist aber insgesamt schwächer als diese im Ergebnis.

Andererseits intensiviert die Schafgarbe in Verbindung mit der Echten Kamille deren Wirkung und fördert auf diesem Weg die Wundheilung und schützt vielmehr pflegt die Schleimhäute.

Besonderheiten in der Tierheilkunde & Anwendungstipps

Vor einer Eigenbehandlung durch den Katzenhalter sollte bei Erbrechen das tiermedizinische oder -therapeutische Fachpersonal eine Diagnose stellen. Lassen Sie die Katze bis dahin Fasten beziehungsweise Teefasten, zum Beispiel mit Kamillen- oder Schafgarbentee wegen der Entzündung, bis das Erbrechen nicht mehr auftritt.

Eine Kombination mit Brennnessel und Kamille sorgt während des Fellwechsels für eine gute Hautdurchblutung, eine stabile Darmflora und damit eine verbesserte Versorgung des Haarfollikels.

Dank ihrer pflegenden und schützenden Eigenschaften ist die Schafgarbe zur Pflege der kätzischen Magen- und Darmschleimhäute schier unentbehrlich – speziell in Kombination mit Kamille und Ringelblume.

Spülungen mit Schafgarbentee unterstützen bei Zahnfleischentzündungen und sorgen für eine intakte Mundflora – gerne in Kombination mit Salbei.

Hinweise

▷ Wie auch Menschen gibt es Katzen mit empfindlicher Haut oder einer Neigung zu Allergien. Sie könnten beim Kontakt mit der Schafgarbe eine Wiesendermatitis bekommen.

Brechen Sie in einem solchen Fall die Unterstützung sofort ab.

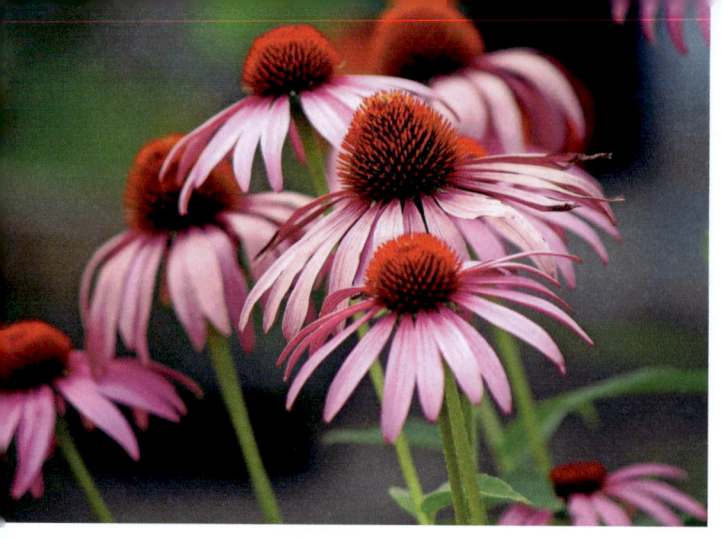

Sonnenhut, Roter

Botanischer Name:
Echinacea purpurea
Familie: Asteraceae
(Korbblütengewächse)

Pflanzenbeschreibung: Der ursprünglich aus Amerika stammende Sonnenhut ist mit seiner Pfahlwurzel plus deren zahlreiche Nebenwurzeln tief im Boden verankert. Aus ihr wächst jedes Jahr neu der im Verhältnis zur Höhe von hundertzwanzig Zentimetern relativ dünne, mit Borstenhaaren besetzte Stängel. Die lanzettförmigen Blätter des Sonnenhuts sitzen verstreut am Stängel. An dessen Spitze sitzt eine einzige große Korbblüte mit bis zu fünfzehn rosa bis purpurrot gefärbten Strahlenblüten.

Der Rote Sonnenhut blüht während des ganzen Sommers.

Verwendete Pflanzenteile: Wurzel, Kraut

Ernte und Aufbereitung: Die Wurzel wird idealerweise im Frühjahr oder Herbst geerntet und gesäubert im Schatten getrocknet. Von der soeben aufgeblühten Pflanze wird das Kraut verwendet, welches gleichfalls im Schatten trocknen sollte.

Wichtigste Inhaltsstoffe sind Echinacin, ätherisches Öl, Harze, Bitterstoffe, Phytosterine und Echinacosid,

aus denen sich die

körperlichen Wirkungen wie antibakteriell, antiviral, entzündungshemmend, immunstimulierend, wundheilend

ergeben.

Anwendung als Presssaft, Salbe, Umschlag

innerlich bei Rekonvaleszenz, Atemwegsinfekten, Virusinfektionen, Husten, Bronchitis, Harnwegsinfekten, Entwicklungsstörungen junger Katzen

äußerlich bei Hautinfektionen, Wunden (chronisch eiternd/schlecht heilend), Abszesse, Herpes, Verbrennungen (leichte)

In der Volksheilkunde

Die Indianer Nordamerikas verwendeten die Wurzel, aber auch die Blätter des bei ihnen heimischen Sonnenhuts zur Heilung von Wunden aller Art.

Die Autoren der mittelalterlichen Kräuterbücher schöpften ihr Wissen indes aus dem Arzneischatz der Antike. Demgemäß kennt die deutsche Volksmedizin den Roten Sonnenhut ursprünglich ausschließlich als Zierpflanze und nicht als Heilkraut.

Seit 1950 ist aufgrund wissenschaftlicher Überprüfungen deutlich, dass im Sonnenhut antibakterielle Vorgänge greifen.

Dieser Nutzen wird durch Wirkstoffe intensiviert, die als unspezifische Reizkörper die Abwehrkräfte steigern und infolgedessen bei Infektionen Hilfestellung leisten.

Beides zusammen macht Sonnenhut zur Unterstützung der Abwehrkräfte bei Infektionskrankheiten sehr wertvoll – gegebenenfalls bei entsprechender Indikation als Begleitanwendung zur erforderlichen Schulmedizin.

So wird Echinacea als Gesamtauszug zumeist innerlich als Tropfen bei Erkältungskrankheiten im Nasen-, Hals- und Rachenbereich, zur Grippevorbeugung und auch bei Infektanfälligkeiten angewendet, während bei verschiedensten Hauterkrankungen oder zur Wundbehandlung bevorzugt Salben eingesetzt werden.

Besonderheiten in der Tierheilkunde & Anwendungstipps

Auch für unsere Katzen ist der Rote Sonnenhut das wichtigste Mittel zur Stärkung des Immunsystems. Neben allen Erkältungskrankheiten eignet es sich gleichfalls bei Pilzbefall.

Bei Abszessen unterstützt die Gabe verdünnter Echinaceatinktur die Steigerung der körpereigenen Abwehrkräfte.

Kurativ sollten Sie Echinacea bei Ihrer Katze höchstens 2 bis 3 Wochen anwenden. Vor einer weiteren Gabe ist eine mindestens zweiwöchige Pause einzulegen.

Das in der Apotheke erhältliche Echinaceapulver mischen sie unter das Futter Ihrer Katze, während Sie im Handel erhältlichen alkoholfreien Presssaft Ihrer Katze oral mittels Einwegspritze ohne Nadel verabreichen.

Hinweis

▷ Nicht bei Autoimmunkrankheiten (FIP oder ähnlichem) geben.

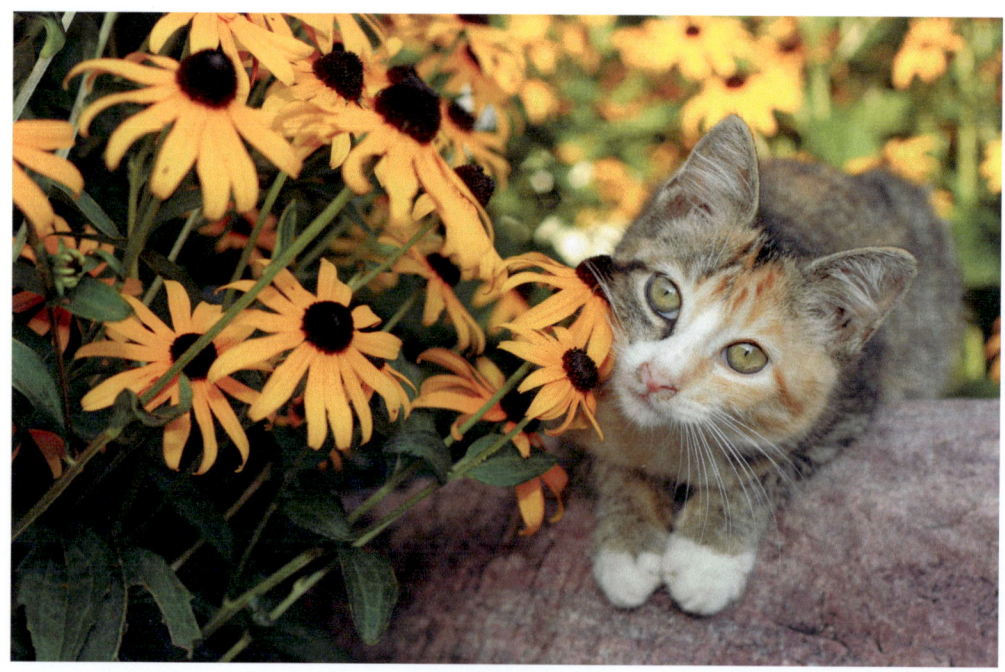

V.
Erprobte Anwendungen

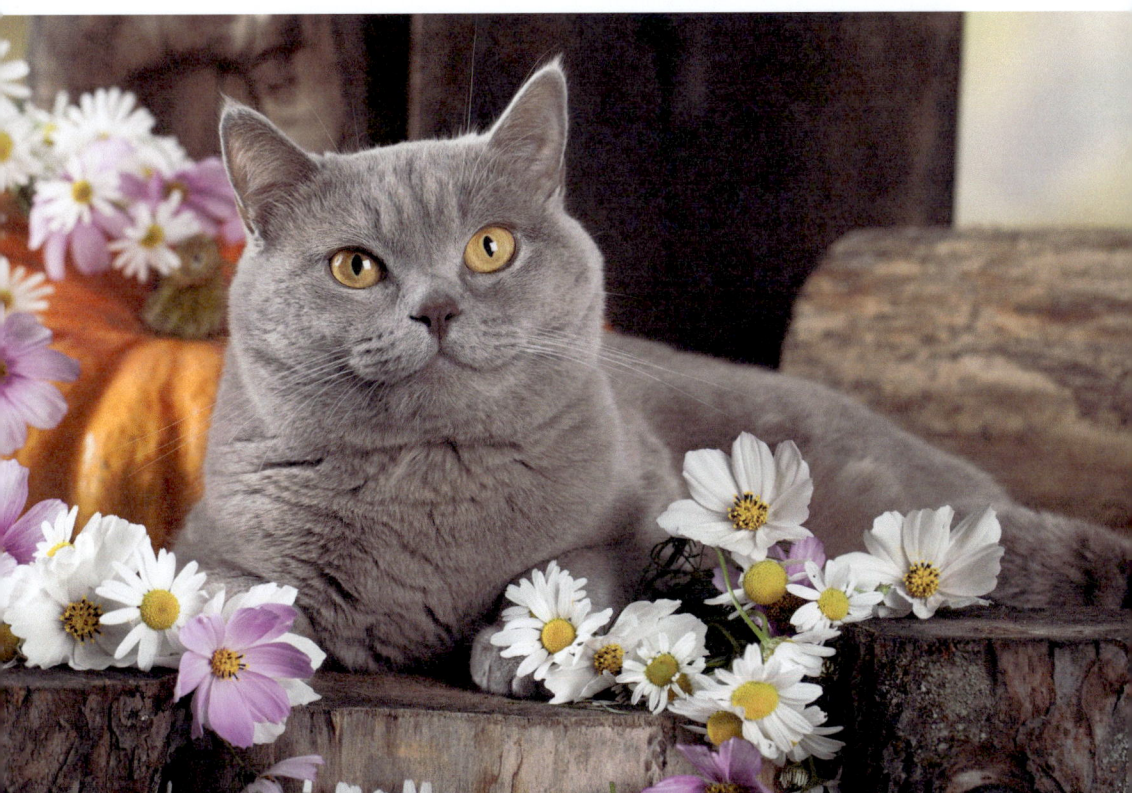

Dieses Kapitel gibt Ihnen mit seinem Stichwortverzeichnis Hinweise auf einige der bislang bewährten Einsatzbereiche für das Katzenwohlbefinden. Wobei nicht alle aufgeführten Hausmittel notwendigerweise dem gezeigten Unwohlsein Ihres Stubentigers entgegenkommen.

Lesen Sie gegebenenfalls erneut die Porträts und wenden Sie sich im Zweifelsfall unbedingt beizeiten an das tiermedizinische oder -therapeutische Fachpersonal Ihres Vertrauens.

Abszesse/Geschwüre	Ackerschachtelhalm, Aloe vera, Beinwell, Fenchel, Holunder, Johanniskraut, Ringelblume
Akne/Kinnakne	Holunderblüten, Ringelblume
Analbeutelentzündung	Kamille, Ringelblume
Appetitlosigkeit, allgemein	Fenchel, Kamille, Löwenzahn, Melisse, Rosmarin, Salbei
Arthritis	Arnika, Berufkraut, Rosmarin, Beinwell
Arthrose	Ackerschachtelhalm, Brennnessel, Holunder
Asthma	Lavendel
Augenentzündungen	Augentrost, Eibisch, Fenchel, Kamille, Ringelblume

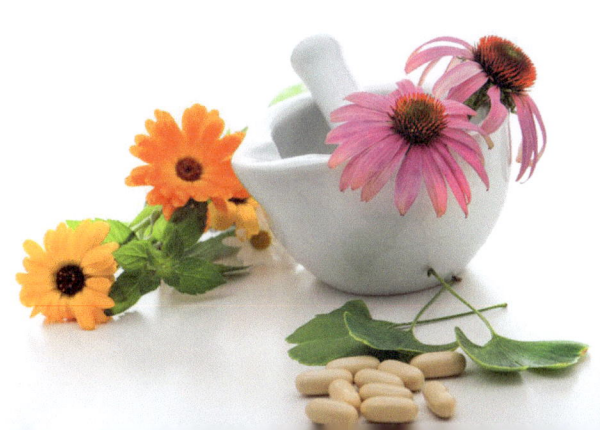

Bindehautentzündung (Konjunktivitis)	Augentrost, Fenchel, Ringelblume
Blähungen	Fenchel, Lavendel, Löwenzahn, Schafgarbe
Blasenentzündung (Cystitis)	Ackerschachtelhalm, Berufkraut, Brennnessel, Holunderblüten, Kamille, Sonnenhut
Blasenleiden, allgemein	Augentrost, Löwenzahn
Blutarmut/Eisenmangel (Anämie)	Ackerschachtelhalm, Brennnessel, Löwenzahn, Rosmarin, Salbei, Schafgarbe
Bronchitis, allgemein	Ackerschachtelhalm, Augentrost, Brennnessel, Brombeerblätter, Fenchel, Holunderblüten, Lavendel, Salbei, Schafgarbe, Sonnenhut
Bronchitis, chronisch	Ackerschachtelhalm, Holunderblüten, Sonnenhut
Darm	Fenchel, Kamille, Schafgarbe
Durchfall, allgemein	Beinwell, Berufkraut, Brennnessel, Brombeerblätter, Fenchel, Hauswurz, Holunderbeeren, Kamille, Löwenzahn, Salbei, Schafgarbe
Durchfall, chronisch (Colitis)	Aloe vera, Fenchel, Kamille, Salbei

Ekzeme, allgemein	Aloe vera, Arnika, Acker-schachtelhalm, Brennnessel, Brombeerblätter, Holunder, Johanniskraut, Kamille, Lavendel, Löwenzahn, Ringelblume, Rosmarin, Schafgarbe
Entgiftung/Entschlackung	Ackerschachtelhalm, Brennnessel, Fenchel, Holunderblüten, Löwenzahn, Schafgarbe
Entwässerung/harntreibend	Ackerschachtelhalm, Brennnessel, Holunder (Blätter, Rinde, Wurzel), Löwenzahn
Erbrechen/Übelkeit, allgemein	Fenchel, Kamille, Löwenzahn, Melisse, Schafgarbe
Erkältungskrankheiten	Holunder, Kamille, Sonnenhut
Erschöpfung, allgemein	Brennnessel, Johanniskraut, Löwenzahn, Petersilie, Rosmarin, Salbei
Fellprobleme (brüchig/ausfallend/fettig/schuppig)	Ackerschachtelhalm, Aloe vera, Brennnessel, Lavendel

Galle, produktionsanregend	Lavendel, Löwenzahn, Rosmarin
Gallenkolik	Fenchel, Kamille
Gelenke	Ackerschachtelhalm, Arnika, Ringelblume, Löwenzahn
Gesäugeentzündung (Mastitis)	Arnika, Ringelblume
Gicht	Ackerschachtelhalm, Brenn-nessel, Berufkraut, Holunder-blüten, Löwenzahn, Salbei
Geweberegeneration	Aloe vera, Hauswurz
Halsentzündungen, -infektionen (Tonsillitis/Laryngitis/Pharyngitis)	Ackerschachtelhalm, Holunder-beeren, Lavendel, Salbei, Sonnenhut
Harnsteine, -grieß	Ackerschachtelhalm
Harntreibend/entwässernd	Ackerschachtelhalm, Brennnessel, Holunder (Blätter, Rinde, Wurzel), Löwenzahn
Hautentzündungen	Aloe vera, Beinwell, Hauswurz, Kamille, Salbei
Haut rissig/trocken	Ringelblume
Husten/Heiserkeit	Eibisch, Fenchel, Holunder, Lavendel, Salbei
Infektionen	Kamille, Löwenzahn, Ringel-blume, Salbei, Sonnenhut
Insektenstiche	Aloe vera, Hauswurz, Kamille, Melisse, Lavendel, Petersilie, Ringelblume, Salbei

Juckreiz	Aloe vera, Brennnessel, Löwenzahn, Holunder
Kinnakne/Akne	Holunderblüten, Ringelblume
Knochenbrüche (Frakturen)	Ackerschachtelhalm, Beinwell
Krallen (brüchig/entzündlich)	Ackerschachtelhalm, Aloe vera, Lavendel, Ringelblume
Leber, allgemein	Fenchel, Löwenzahn, Rosmarin, Salbei, Schafgarbe
Lymphsystem, anregend	Brennnessel
Lymphstau/Ödeme	Ackerschachtelhalm, Brennnessel, Holunderblätter, Löwenzahn
Magen, allgemein	Augentrost, Fenchel, Johanniskraut, Lavendel, Melisse, Schafgarbe
Magenschleimhautentzündung (Gastritis)	Ackerschachtelhalm, Fenchel, Kamille, Salbei
Magenkrämpfe, -koliken	Fenchel, Kamille, Melisse
Mundschleimhautentzündung	Ackerschachtelhalm, Lavendel, Ringelblume

Nervosität/innere Unruhe	Fenchel, Holunderblüten, Johanniskraut, Lavendel, Ringelblume, Salbei, Schafgarbe, Melisse
Nieren, allgemein	Löwenzahn, Schafgarbe
Nierenentzündung (Nephritis)	Ackerschachtelhalm, Brennnessel
Nierengrieß, -steine	Ackerschachtelhalm, Brennnessel, Löwenzahn
Ohrentzündungen (äußerer Gehörgang)	Aloe vera, Johanniskraut, Lavendel, Ringelblume, Salbei, Sonnenhut
Ödeme/Lymphstau	Ackerschachtelhalm, Brennnessel, Holunderblätter, Löwenzahn
Pfoten (rissige Ballen)	Holunderblüten, Ringelblume
Prellungen	Arnika, Beinwell
Rheumatismus	Ackerschachtelhalm, Berufkraut, Brennnessel, Holunderblüten, Löwenzahn

Schleimhautentzündungen	Kamille, Ringelblume
Schwäche/allgemeine Erschöpfung/ Unlust	Brennnessel, Holunder, Johanniskraut, Löwenzahn, Petersilie, Rosmarin, Salbei
Stumpfe Verletzungen (wie: Blutergüsse/Quetschungen/ Verrenkungen/Verstauchungen/ Zerrungen)	Arnika, Beinwell, Johanniskraut, Lavendel, Ringelblume, Rosmarin
Verbrennungen	Aloe vera, Beinwell, Hauswurz, Holunderblüten, Johanniskraut, Kamille, Ringelblume
Verdauung, fördernd	Brennnessel, Holunderbeeren, Lavendel, Löwenzahn, Rosmarin
Verstopfung	Holunderbeeren, Kamille, Löwenzahn
Wunden, allgemein	Aloe vera, Beinwell, Brombeerblätter, Johanniskraut, Kamille, Lavendel, Ringelblume, Rosmarin, Schafgarbe
Wunden, infiziert/verschmutzt	Beinwell, Kamille, Ringelblume, Salbei
Wunden, schlecht heilend	Ackerschachtelhalm, Arnika, Hauswurz, Kamille, Ringelblume
Wundreinigung	Arnika, Kamille, Ringelblume

| Zahnfleischbluten | Berufkraut |
| Zahnfleischentzündungen | Brombeerblätter, Kamille, Ringelblume, Rosmarin, Salbei, Schafgarbe |

VI.
Anhang

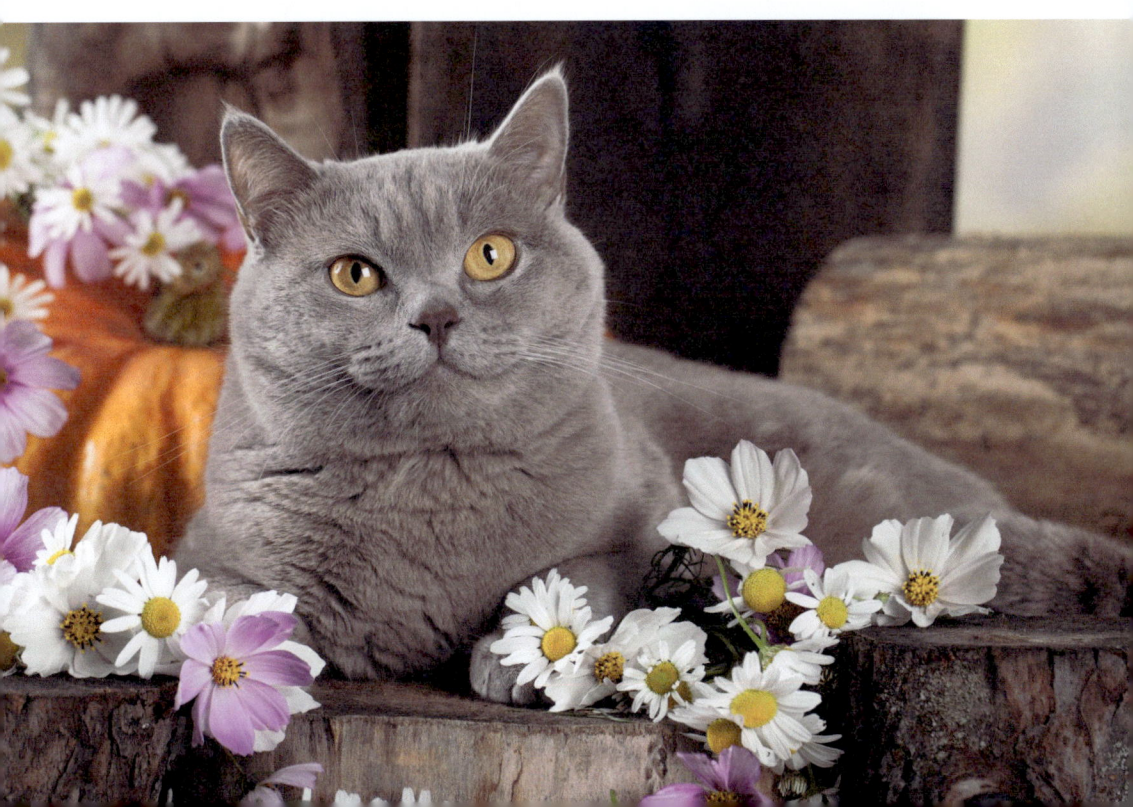

VI.I *Über die Autorin*

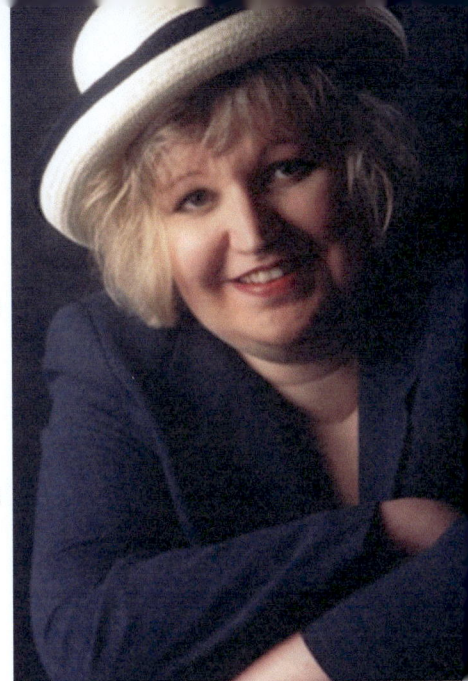

Anja Demandt setzt sich seit vielen Jahren
kompetent für den verantwortungsvollen
Umgang mit dem Sozialpartner Katze ein.
Ihr Engagement beruht dabei auf dem
Gedanken, Respekt sowie das Verständnis
für art- und wesensgerechte Tierhaltung
bei KatzenhalterInnen und auch
KatzenfreundInnen wecken, fördern und
vertiefen zu wollen.
Basis dafür sind ihre beruflich erworbenen Kenntnisse und Fertigkeiten
der Naturheilkunde für Katzen sowie
der Tierpsychologie im Spezialgebiet Katze.
Qualifikationen, die komplettiert werden durch diverse menschen- und
katzenbezogene Weiterbildungen.
Mehr Informationen erhalten Sie im Internet unter https://anja-demandt.me

Danksagung
Adonis, Alisha, Aura, Diana, Hanami, Jessi, Sir Melrose und Wistra
für ihre ganz eigene Sicht auf die Dinge.

Allen Mitmenschen, die mich tatkräftig unterstützt haben.

VI.II Quellenverzeichnis

Bilder

Umschlag und alle Kapitel: Lilia Kulianionak - fotolia.com

Inhaltsverzeichnis: overshopa, Marina Lohrbach, Leonid Nyshko, viperagp

Seiten 13, 124: hjschneider	14: Fabio Ronacaglia	16: Rolandst
21: Alan Z. Uster	24: Viktor Pravdica	27: Team5
30: ehrenberg-bilder	40: gbesnard	43: viperagp
47: ots-photo	51, 68: LianeM	54: Lukas Gojda
55: Anna E.	57: Fel1ks	61: emer
65: Sven Knie	69, 104: Rita Kochmarjova	71: unpict
74: Nadalina	75, 79: goldbany	77: Carlo54
80: marima-design	82: IrisArt	83: don57
86: Johanna Mühlbauer	90: siwi1	92: dvr
97: vvvita	100: Nadine Haase	102: dinar12
108: Carmen Steiner	110: mma23	113: frotto
121: petrabarz	126: Carbonbrain	129: Alex. Raths
alle: fotolia.com	29, 143, 144: Anja Demandt	

Seiten 37, 91, 95, 98, 105, 111, 115, 118: PRIMAVERA LIFE GMBH

Seite 139: Fotostudio BLENDE 8

Literatur

Becvar Wolfgang: Naturheilkunde für Katzen - Franckh-Kosmos, 1996

Költringer, Claudia: Altes Kräuterwissen wieder entdeckt - blv, 2013

Kurator-Institut: diverse Lehrgangsunterlagen, 2000 und Folgejahre

Mayer, J./Strauss, F.: Balkon- und Kübelpflanzen - Gräfe und Unzer, 2000

Münchberg, Angela: Kräuterbuch für Katzen - Cadmos Verlag, 2006

Pahlow, Mannifred: Das große Buch der Heilpflanzen - Bechtermünz, 2001

Quast, Carolin: Heilkräuter und Heilpflanzen, Natura Med Verlagsges., 2008

Seybold, Katharina: Sanfte Medizin für meine Katze - Gräfe und Unzer, 2001

VI.III *Hinweise*

✳ Das Ihnen vorliegende Buch ist sorgfältig erarbeitet worden.
Dennoch erfolgen alle Angaben ohne Gewähr.
Aus diesem Grund übernimmt die Autorin für eventuelle Fehler oder Schäden keine Haftung, die aus den im Buch gegebenen praktischen Hinweisen resultieren.

✳ Beachten Sie, dass eine Anwendung für den Menschen nicht eins zu eins auf die Katze übertragen werden darf.

✳ Alle genannten Hausmittel und Methoden der Kräuter- oder Volksheilkunde ersetzen niemals den notwendigen Gang zum tiermedizinischen Fachpersonal Ihres Vertrauens. Indes eignen sie sich zur Vorbeugung oder als vereinbarte Begleitmaßnahme einer veterinärmedizinischen Behandlung.

✳ Körperliche Erkrankungen erfordern demgemäß unbedingt die fachgerechte und sachgemäße Behandlung durch das tiermedizinische oder -therapeutische Fachpersonal Ihres Vertrauens.

✳ Ist eine Katze stark oder schwer erkrankt, sollte erst einmal ausschließlich eine tiermedizinische Fachkraft konsultiert werden.
Auch ist die Kräuterkunde kein Ersatz für erforderliche chirurgische Maßnahmen.

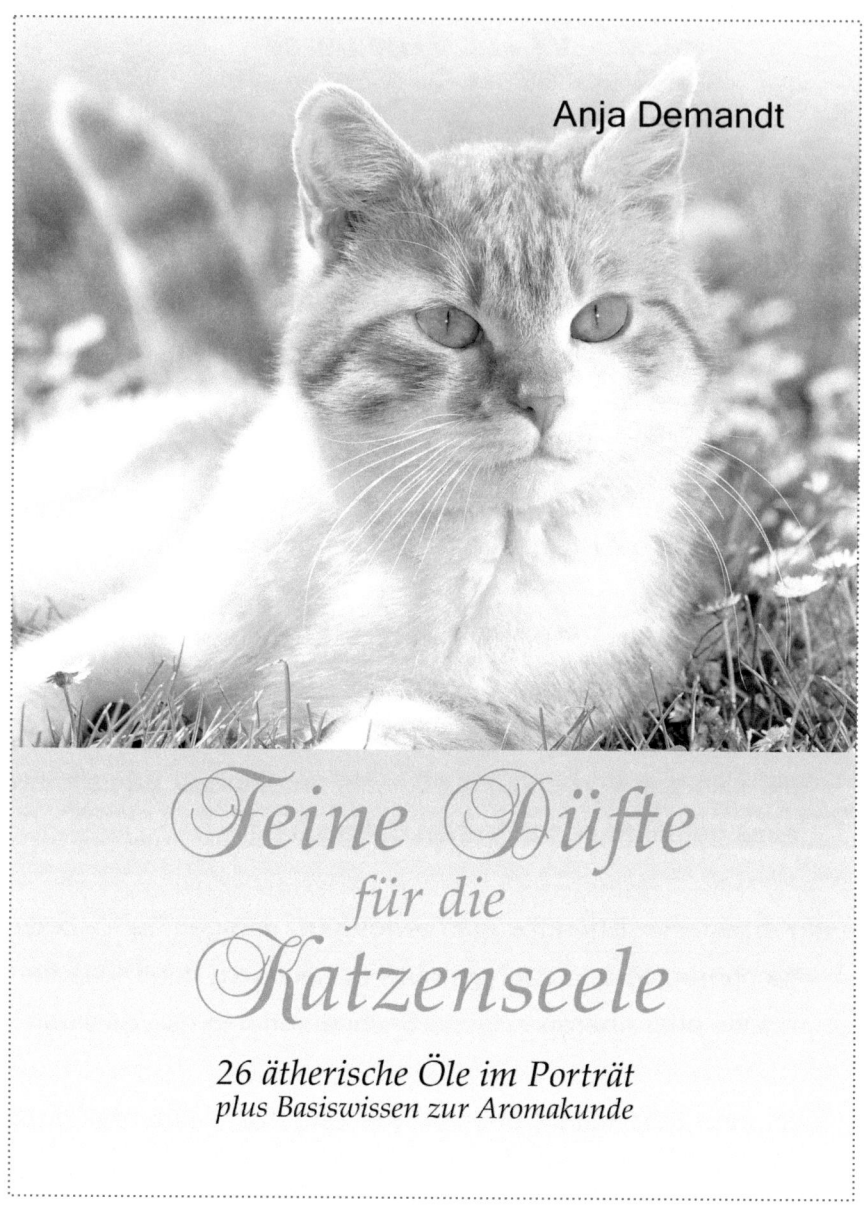

Anja Demandt

Feine Düfte
für die
Katzenseele

26 ätherische Öle im Porträt
plus Basiswissen zur Aromakunde

Paperback, 15,5 x 22 cm, 180 Seiten, 60 Farbfotos
ISBN 978-3-8482-0084-9

Im Handel auch als E-Book erhältlich.

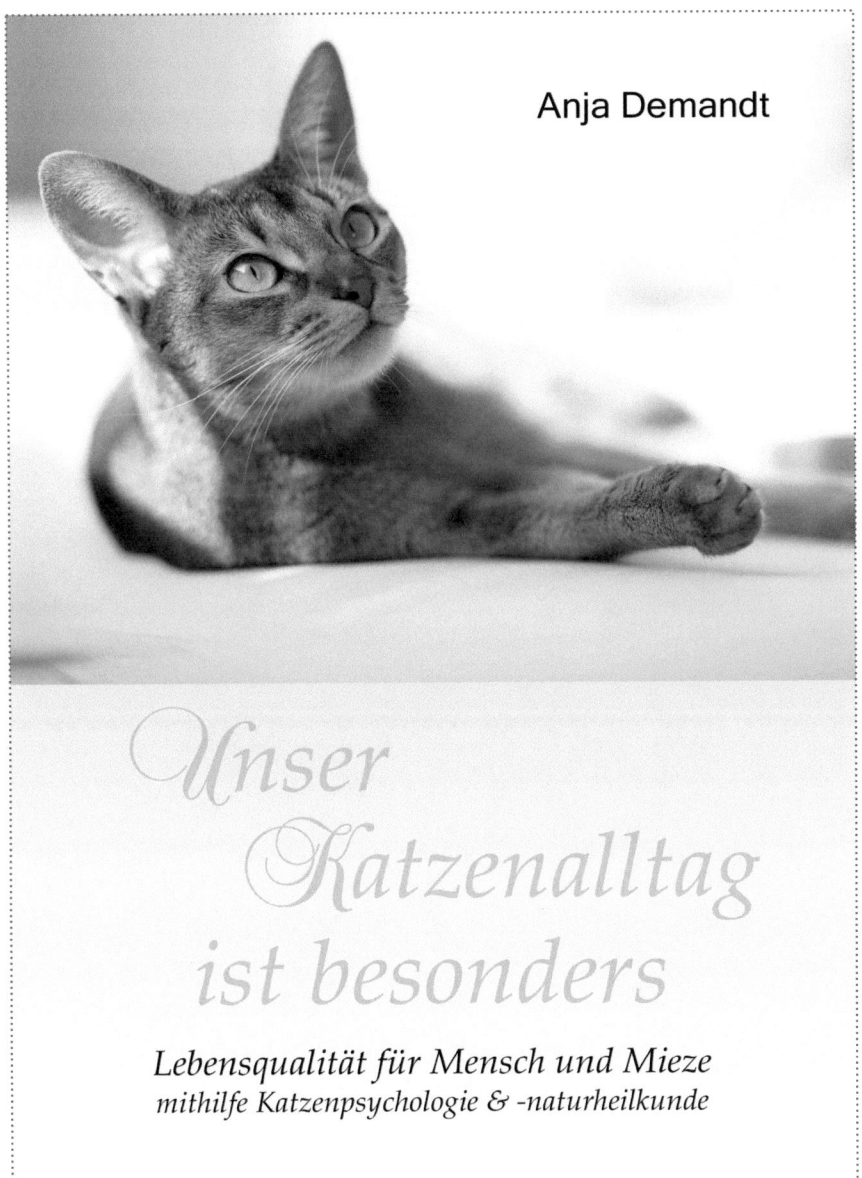

Anja Demandt

Unser
Katzenalltag
ist besonders

Lebensqualität für Mensch und Mieze
mithilfe Katzenpsychologie & -naturheilkunde

Paperback, 15,5 x 22 cm, 124 Seiten, 40 Farbfotos
ISBN 978-3-7322-6404-9

Im Handel auch als E-Book erhältlich.